Kirsten Szibbat

Strahlend selbstbewusst ohne Brust

Knoten lösen nach der Diagnose Krebs

1. Auflage 2024 (v2.2)

Lektorat: Katrin Gönnewig

Druck:
CPI Druckdienstleistungen GmbH
Ferdinand-Jühlke-Straße 7, 99095 Erfurt

ISBN: 978-3-68957-000-2

AUTORIN

Kirsten Szibbat *Die Lebensenthusiastin* hat vier Mal Krebs erlebt, durchlebt, überlebt und in der Wildnis des südlichen Afrikas gelebt.

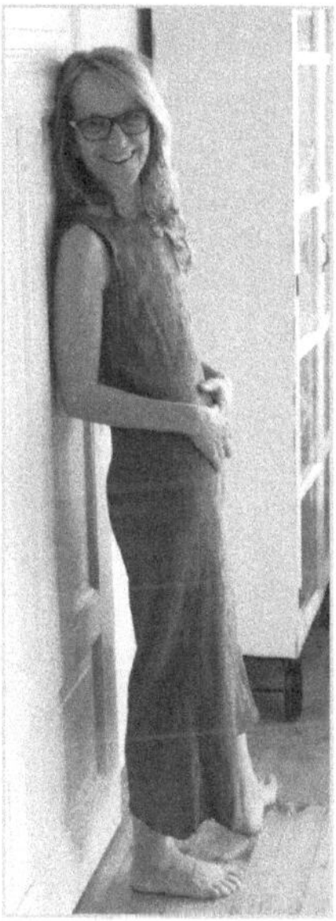

Ihre Geschichte zeigt, dass es möglich ist, selbst aus den dunkelsten Momenten gestärkt hervorzugehen. Sie ermutigt ihre LeserInnen, das eigene Leben mit Courage und den Glauben an die eigene innere Stärke – an sich selbst – anzugehen. Durch ihre tiefgründigen Erkenntnisse und das Teilen ihrer Lebenserfahrung, gepaart mit ihrer fachlichen Qualifikation als Mentorin, Gesundheits-Coach und Beraterin in Psychosomatischer Medizin sowie Work-Life-Competence, ist Kirsten zu einer gefragten Impulsgeberin, Rednerin und Mentorin geworden. Sie zeigt, wie „frau“ trotz aller Widrigkeiten strahlend und selbstbewusst durchs Leben gehen kann.

Als typisches Nordlicht liebt Kirsten den Sand unter ihren Füßen, das Salz auf ihrer Haut und den Wind in ihren Haaren. Sie ist Lebensenthusiastin durch und durch.

www.kirstenszibbat.com

INHALT

WIDMUNG

Dieses Buch habe ich für die Menschen geschrieben, die sich aktiv an ihrer Gesundheit beteiligen wollen. Es ist für jene, die jetzt beginnen wollen, anstatt zu warten, bis das finale Urteil gefällt wird, oder darauf, dass sich das Blatt von selbst wendet.

Bist du dabei?

Gehen wir miteinander auf die Reise?

In diesem, meinem zweiten Buch, zeige ich dir einen weiteren möglichen Weg auf: die Heldinnenreise. Eine Reise, auf der der eigene Lebenswille entscheidend ist. Mein fester Glaube an mich selbst ist auch heute noch mein Antrieb, die Quelle meiner Kraft, mein inneres Feuer. Aus eigener Erfahrung weiß ich, dass schon die kleinsten Veränderungen viel bewirken können und radikale Änderungen neue Türen öffnen.

Auf diesem Weg ist es möglich, Lebensfreude, Willenskraft, Lebendigkeit und Mut neu zu entdecken. Den Mut zu finden, den ersten Schritt zu setzen, ist der Beginn des Weges aus der Krise, die eine Krebsdiagnose mit sich bringt. Deshalb hör auf meine kräftige, liebevolle Stimme, die sagt: „Nimm mein Buch in die Hand und fang an!"

Dir wünsche ich von ganzem Herzen wunderbare, liebevolle Erfahrungen auf deinem Lebensweg. Mögen diese Erlebnisse für dich rückblickend mindestens ebenso wertvoll sein, wie sie es für mich sind – egal, ob mit oder ohne Brust, mit oder ohne Chemo, mit oder ohne Operation, mit oder ohne Medikamente.

DER INHALT DIESES BUCHES BERUHT AUF DEN ERFAHRUNGEN DER AUTORIN

Der Inhalt dieses Buches spiegelt die persönlichen Erfahrungen der Autorin wider und ist mit größter Sorgfalt und Hingabe verfasst. Es dient als eine Quelle der Inspiration und des Empowerments, gestützt auf Kirsten Szibbats eigener Reise durch das Leben. Sie teilt mutig ihre Erlebnisse und lädt dich ein, dich proaktiv an deiner Heilung zu beteiligen.

Die in diesem Werk zur Verfügung gestellten Informationen und Tipps dienen ausschließlich der allgemeinen Aufklärung und sollen Leserinnen und Lesern Einblicke in die bewährten Praktiken und persönlichen Erfolge der Autorin geben. Diese Erkenntnisse sind jedoch nicht als Ersatz für professionelle medizinische Beratung, Diagnose oder Behandlung gedacht. Sie ersetzen nicht die Expertise und die Betreuung durch qualifizierte Gesundheitsdienstleister.

Bevor du Änderungen an deiner Gesundheitsroutine vornimmst – sei es durch Anpassung deiner Medikation, den Beginn neuer Behandlungen oder Pflegemaßnahmen oder die Umstellung

deiner Ernährung und Lebensweise –, empfiehlt es sich, stets den Rat eines lizenzierten Arztes oder einer anderen qualifizierten Gesundheitsfachkraft einzuholen.

Während Kirsten Szibbat umfangreiche Kenntnisse und persönliche Einblicke teilt, die vielen auf ihrem Weg zur Besserung und zum persönlichen Wachstum geholfen haben, betont sie, dass sie keine medizinische oder therapeutische Fachkraft ist. Das Versprechen einer Heilung kann und wird nicht gegeben werden.

GENDERN

In diesem Buch benutze ich bewusst die weibliche Form. Wandle in deinem Kopf die für dich passende Form einfach um.

Selten mache ich mir auch die männliche Form zunutze. Um den Lesefluss nicht zu unterbrechen, nutze ich jedoch meistens die weibliche Form. Selbstverständlich dürfen sich auch Ärzte, Therapeuten, Kollegen und Freunde etc. angesprochen fühlen, wenn ich von Ärztinnen, Therapeutinnen, Kolleginnen und Freundinnen etc. schreibe (und umgekehrt).

Das Gendern hat in den letzten Jahren an Bedeutung gewonnen, da es dazu beiträgt, sprachliche Barrieren zu überwinden und die Vielfalt und Gleichberechtigung aller Geschlechter sichtbar zu machen. Es dient als ein Instrument, um sprachliche Ausgrenzung zu vermeiden und inklusive Kommunikation zu fördern. Mit meiner Entscheidung schließe ich niemanden aus, sondern gestalte den Lesefluss bewusst.

Mir ist klar, dass es unterschiedliche Ansichten zum Thema Gendern gibt, und ich respektiere die Vielfalt dieser Perspektiven. Mein Ziel ist es, mit meinem Buch eine Atmosphäre zu schaffen, die positiv, unterstützend und für alle zugänglich ist.

VORWORT

In diesem vorliegenden Buch findet sich Kirstens roter Faden, ihre ganz persönliche Heldinnenreise, die Kapitel für Kapitel bis zum heutigen Tag aufgeschlüsselt ist – voller Mut, Zuversicht und Eigenverantwortung, Engagement und Disziplin!

Zur eigenen Entscheidungsfindung betroffener Frauen sollte dieses Buch unbedingt gelesen werden.

Als Freundin und Event-Managerin habe ich Kirsten über viele Jahre hinweg kennengelernt. Während all dieser Jahre und der unzähligen gesundheitlichen Herausforderungen habe ich Kirsten nie verbittert oder als Opfer erlebt. Vielmehr zeigte sie sich stets als unermüdliche Forscherin ihrer eigenen Geschichte und ihres Werdens.

Besonders gespannt folgte ich ihren Reiseerzählungen mit dem VW Käfer und ihrem Land Rover. Wie Kirsten sich in einem so wilden Land wie Südafrika zurechtfand, so meistert sie auch das „Krebsland" mit all seinen Höhen, Tiefen und Herausforderungen. Fahrtüchtig und sicher unterwegs ist sie in beiden Welten!

Die Bedeutung der Ernährung war oft Thema unserer Gespräche, und ich bin froh darüber, dass Kirsten darin eine enorme Wissenskraft und Disziplin entwickelt hat, die sie konsequent für sich anwendet.

Hohe Achtsamkeit, Konzentration und Willenskraft für ein gutes Leben – darin kennt sich Kirsten aus. Seit neustem ist sie Autorin und Speakerin, und ich weiß, auch dies macht sie mit viel Herz!

Ganz besonders schätze ich Kirstens Wissendurst, ihre Neugierde und quirlige Fröhlichkeit. Sie sind ein wahrer Segen.

Für mich ist Kirsten eine starke Heldin!

Sich im Leben seinen Ängsten und alten Glaubenssätzen zu stellen, ist äußerst heilvoll. Transformation und Loslassen führen zu klarer Sicht und Selbstverantwortung als Patientin gegenüber allen Medizinern und Zynikern der Medizin.

Die mitdenkende Patientin ist in der heutigen Zeit unschätzbar wertvoll. Stets gut informiert, übernimmt sie Verantwortung für ihr eigenes Leben.

Dieses fesselnde Buch erzählt eine Erfahrungsgeschichte, die zum Gesundheitserfolg führte. Die Höhen und Tiefen ergeben eine umfassende Geschichte von Eigenverantwortung und Selbstmotivation und dürfen viele betroffene Frauen dazu inspirieren, ihre Herausforderungen ebenso mutig anzugehen. Die Geschichte ist durchaus schwerwiegend, doch im beruflichen Alltag begegne ich oft noch größeren Herausforderungen und stelle gerne die Fragen:

„Welche Frau sind Sie jetzt? Welche Frau wollen Sie werden?"

Prof. Rita Fasel
Autorin, Iridiologin, Psychologin
Psychosomatische Beraterin und Traumaexpertin
Bürgenstock, Schweiz

TEIL I

EINLEITUNG

In diesem Buch findest du einen Schatz an persönlichen Erfahrungen, Erkenntnissen und Gedanken, die ich auf meiner Reise gesammelt habe. Nutze diese Einblicke, um das für dich Wertvolle herauszufiltern.

Tanze nur auf einer Hochzeit!

Auf deiner Hochzeit mit deiner Gesundheit!

Auf die Musik, die du liebst!

Jetzt bist du dran!

Das ist für dich befremdlich? Klar, es ist egoistisch! Es geht um dich. Dein Leben. Deine Gesundheit. Es ist deine Entscheidung, dass du dich von heute an bewusst in den Mittelpunkt deines Lebens stellst.

Das darfst Du.

Wenn nicht jetzt, wann dann? Hab erst Mitgefühl für dich und dann für die anderen. Du darfst dich selbst zum wichtigsten Menschen in deinem Leben machen!

Wie? Das wusste ich anfangs auch nicht. Mein Entschluss jedoch stand fest: Ich will partout einen anderen Weg gehen als den, den meine Mutter in den 70er-Jahren nahm.

Ich will leben.

Mit 27 Jahren ist es für mich zu früh, um zu sterben. Der Weg zu meinem Ziel ist mir unbekannt. Dass er unzählige Höhen und Tiefen bereithalten würde, wusste ich damals zum Glück nicht. Heute sitze ich in unserem Wohnzimmer und schaue auf das flache Land zwischen Nord- und Ostsee, auf das Grün der Blätter. Eine Pfingstrose öffnet ihre Knospe und zeigt das dunkle Rot ihrer Blütenblätter. Es ist Frühling und ich bin erfüllt von der Glückseligkeit, die ich tief in mir spüre. Egal, ob es regnet oder schneit, ob die Sonnenstrahlen meine Haut kitzeln oder ob mir der Wind um die Ohren bläst und ich kalte Finger habe: Ich habe einen Anker in mir, der mir Sicherheit gibt.

Fast genau vor dreizehn Jahren war das anders. Erneut hatten sich Knoten in meiner rechten Brust gebildet. „Nicht schon wieder", schoss es mir durch den Kopf. Mit jedem Schnitt wurde meine kleine Brust noch kleiner und unförmiger. Ich kaschierte es mit einer künstlichen Einlage oder mit weicher Schafwolle, die sich auf meiner Haut viel angenehmer anfühlte als das kalte Silikon. Der Spagat zwischen Leben und Tod, zwischen Geldverdienen und Sorge um meine Gesundheit, zehrte an meinen Energiereserven.

Bevor ich zu schwach wäre und sterben würde, wollte ich mir meinen Kindheitstraum erfüllen. Auf der Etappe 7 der Heldinnenreise erzähle ich von meinen Erlebnissen auf der anderen Seite der Erdkugel und auf der Etappe 11, mit welchem Schatz ich aus dem Land der „Big 5“ zurückgekehrt war.

Zurück in Deutschland begann ich im Frühling 2012 kurz nach meinem Wildnis-Erlebnis eine onkologische Reha. Wie es mir dort ergangen ist und welche Erfahrungen ich sammeln konnte, erfährst du im Verlauf des Buches. Gestärkt wollte ich wieder in meinen Beruf einsteigen und einen lang geplanten Vortrag halten. 70 Unternehmerinnen und Unternehmer hatten sich angemeldet. Ich ging die letzten Zeilen meiner Präsentation durch und fühlte, was das Thema „Work-Life-Competence“ wirklich bedeutet. Diese Balance zwischen Beruf und Privatleben, Windeln und Laptop, Anstrengung und Ausgleich, Anspannung und Loslassen, zwischen Einatmen und Ausatmen, Kinderlachen und Termindruck, Tag und Nacht, zwischen Gesundwerden und Geldverdienen war mir vertraut. Unerwartet liefen mir Tränen über die Wangen. Ich schaute auf die Uhr. In zwei Stunden würde ich vor meinem Publikum stehen. Meine Kehle wurde eng. Zugeschnürt. Ich war wie gelähmt, hatte keine Kontrolle über meine Emotionen. Ängste stiegen auf: Werde ich den Krebs überleben? Dem Tod erneut von der Schippe springen? Was, wenn ich doch sterbe? Die Vorstellung, dass meine Brust, ein Teil von mir, bald für immer verschwunden sein würde, fühlte sich an wie ein Verlust meiner Identität. Diese Vorstellung, dieser Verlust eines so integralen Teils meiner Weiblichkeit, drückte mich zu Boden. Und dann – Leere in meinem Kopf. Ich konnte keinen Gedanken mehr fassen, kein Wort mehr herausbringen.

Kennst du diese Situation, diese Gedanken, solche Ängste? Kommt dir das Gedankenkarussell bekannt vor?

Dann bist du hier richtig. Denn: Mein Ziel ist es, dass wir diesen Weg aus der Krise Krebs miteinander gehen und ich dich auf deiner ganz persönlichen Heldinnenreise begleite und durch die Tiefen und auf die Höhen leite. Mithilfe dieses Buches kannst du deine Widerstände und deine Ängste hinter dir lassen und den Weg frei machen, damit du dein Potential entfalten und den Schatz in dir erkennen kannst. Ich kann dir nicht versprechen, dass du heilst, doch kannst auch du strahlend und selbstbewusst aus der Krise Krebs hervorgehen.

Klar, das ist Arbeit. Arbeit an dir, an deinen Glaubenssätzen, Arbeit mit deinem Körper, deinem Mindset und Arbeit auf deiner Herz- und Seelenebene. Wenn du leben willst, dann musst du dein Immunsystem stärken, dein Wohlbefinden steigern und deine Gedanken auf Heilung programmieren. Hinter dir lassen, was dich hindert, und in dein Leben einladen, was dich stärkt.

Dass ich gestärkt und lebendig aus den Tiefen meines Lebens hervorgekommen bin, hatte ich mir gewünscht, jedoch nicht gewusst, wie ich das umsetze, geschweige denn, welche Schritte ich gehen, welche Abzweigung ich nehmen muss und was mir auf meinem Weg alles begegnen wird.

VOM HOFFEN ZUM HANDELN

Nur zu glauben und zu hoffen, dass alles wieder gut wird und wir noch viele Jahre erleben werden, führt selten ans Ziel. Du musst in die Umsetzung kommen, die eigenen inneren Hindernisse erkennen, deine Gefühle und Bedürfnisse wahrnehmen, dich entscheiden, was du willst und danach handeln.

Das braucht Übung. Es will gelernt sein, die destruktive Struktur zu durchbrechen. 239.948 Tote zählte 2022 das Statistische Bundesamt aufgrund von Krebs und anderen Neubildungen.[1] Diejenigen, die ich kenne und die überlebt haben, haben sich ein breites Spektrum an Wissen angeeignet. Sie haben an sich selbst geglaubt und ihre Komfortzone verlassen. Sie sind diszipliniert, mutig und couragiert. Sie packen an, nehmen ihr Leben in die Hand, hinterfragen, bitten um Hilfe, treffen ihre eigenen Entscheidungen, unterstützen ihren Körper bei der Entgiftung und wandeln die Schockenergie in Lebenswillen um. Du bist kein solcher Powermensch, nur manchmal oder selten und schon gar nicht mit einer Krebsdiagnose? Du fühlst Dich gelähmt, hast keine Kraft und dir ist alles zu viel? Dann nehme ich dich an die Hand und stärke dir dein Rückgrat. Denn: Das, was du auf deiner ganz individuellen Heldinnenreise erleben wirst, wird dich bereichern.

DEIN GLAUBE AN DICH

Hast du dich seit der Diagnosestellung mal gefragt, was dein Ziel ist? Ist es Leben? Ist dein Ziel Leben? Willst du wirklich leben? Manchmal, still und heimlich, wenn ich allein war, hatte ich Gedanken wie: „Wenn ich sterbe, hören die Schmerzen auf, lässt der Stress, die Hast von einem Arzttermin zum anderen nach und die Nebenwirkungen der Therapien haben ein Ende. Dann brauche ich mich nicht mehr zerreißen." oder „Ich kann nicht mehr. Ich will nicht mehr. Ich habe keine Kraft. Ich kann das nicht. Ich habe keinen Mut." oder „Es ist mir alles zu viel. Noch einmal mache ich das nicht mit."

Und dennoch habe ich es geschafft. Vier Mal habe ich den Krebs erlebt, durchlebt und überlebt. Es war anstrengend, zermürbend, manchmal auch aussichtslos.

Doch aus jeder dieser schmerzhaften und dunklen Phasen bin ich stärker hervorgegangen und habe gelernt, dass ich jeden neuen Tag als Geschenk annehme. Immer wieder würde ich Dinge tun, die ich nie zuvor getan habe und meine Komfortzone verlassen. Mein Ziel – Leben –, immer klar vor Augen! Ich habe es geschafft, anfänglich ohne Plan und mit nur zwei Büchern, die ich geschenkt bekam.

Bis heute kann ich weder hexen noch heilen. Dafür gehe ich in die Umsetzung und engagiere mich für MEIN Leben. Bei all dem Chaos, das eine Krebsdiagnose mit sich bringt, gehe ich die Extrameile für meine Gesundheit. Wie ich das mache und welche Phasen ich auf meiner Reise durchlebt habe, erfährst du im dritten Teil „Deine Heldinnenreise: Dein Weg zur Selbst-Heilung".

Wenn dir jemand erzählt, mit Simsalabim, ein paar Stunden Meditation oder einem Zaubertrank werde alles wieder wie früher, kann ich nur sagen: „Ja, das kann sein. Es gibt diese besonderen Ausnahmen." Die Menschen, die ich kenne, mich eingeschlossen, haben ihren Lebensstil durchleuchtet und sich von ganz banalen Dingen wie Fast Food und krankmachenden Eigenschaften verabschiedet. Sie haben ihr Leben neu gestaltet, sich selbst kritisch beobachtet und hinterfragt, ihren Körper entgiftet und – sie haben an sich und ihre Heilung geglaubt, obwohl sie den Weg nicht kannten und ihnen keiner eine Garantie gegeben hat.

Die einzige Sicherheit, die wir haben

ist die Unsicherheit.

Je früher du dich bewusst auf deine Heldinnenreise machst, je eher du den ersten Schritt gehst, desto besser. Ich kenne eine Frau, die seit ein paar Jahren in ihrer Komfortzone feststeckt und eine gravierende Änderung in ihrem Leben vor sich her schiebt und immer wieder Ausreden findet: keine Zeit, kein Geld, alle um sie herum sind wichtiger und sich selbst stellt sie immer wieder hinten an. Jetzt muss sie dringend etwas tun und eine Entscheidung treffen, bevor es zu spät ist und die Metastasen überhandnehmen.

Denk zuerst an Dich!

Halt inne! Wäge ab! Entscheide! Setze um!

Bisher gibt es keine wissenschaftlichen Beweise. Studien[2] zeigen allerdings, dass Menschen, die sich proaktiv an ihrer Gesundung beteiligen, bessere Chancen haben und länger leben. Für Professoren, Kolleginnen, Therapeuten, Freundinnen und so manch anderen in meinem Umfeld ist es ein Wunder, dass ich noch immer lebe. Auch für mich. Und doch weiß ich, was ich dafür tagtäglich tue und das seit über 25 Jahren. Die Erkenntnisse aus meiner Reise habe ich für dich hier zusammengefasst, sodass du dich auf deine ureigene Heldinnenreise begeben kannst.

DIE HELDINNENREISE

„Wie machst du das? Du stehst immer wieder auf und lebst dein Leben." Das bin ich unzählige Male gefragt worden. Nun, ich gehe meinen Weg mit Mut, Engagement und Disziplin. Ich habe den Glauben tief in mir, dass ich die Aufgaben, die mir das Leben präsentiert, bewältigen kann und ich Lösungen finde. Ich knie mich hinein, begeistere mich für mein Leben, für den Ansatz, den ich gefunden habe, und freue mich auf das Ergebnis. Ich fühle die Energie.

Auch du besitzt diese innere Stärke, diese Vorstellungskraft und kannst deine Energie kanalisieren, sie fokussieren und auf Heilung ausrichten – auf deine Selbst–Heilung.

Hin und wieder passiert es mir, dass ich vom Kurs abweiche und ich mich dann einer neuen Herausforderung stellen muss. Mit ihr lerne ich eine neue Lektion und schreite voran auf meinem Weg. Ich habe erkannt, dass mein Leben eine Reise ist und es Bereiche gibt, die umschifft werden müssen, dass es Stürme gibt, die die Segel zerfetzen und mich auslaugen, und dass ich meine Energiereserven bei ruhiger See wieder aufladen kann.

Es gibt zahlreiche Heldinnen, die ihre Reise durch die Untiefen des Lebens gemeistert haben und gestärkt aus ihrem Kampf gegen den Krebs hervorgegangen sind. Sie sind sogar dankbar für die Erfahrungen und die Erkenntnisse, die sie gewonnen haben. Meine Vision ist, dass es noch hunderttausende Menschen mehr werden, die wissen, was sie selbst tun können, wie sie ihr Immunsystem stärken und ihr Wohlbefinden steigern können.

Du könntest nun ans Ende dieses Buches blättern und schauen, welchen Schatz ich auf meiner Reise geborgen habe. Liest du jedoch Kapitel für Kapitel, dann wirst du feststellen, dass die Heldinnenreise für jede von uns die gleichen Etappen hat, und das ist seit der Antike unverändert. Was abweicht ist die Intensität des eigenen Erlebens der eigenen Geschichte und die Dauer der einzelnen Etappen.

Daher meine Empfehlung: Lies von vorn nach hinten! Dieser Aufbau hat einen Sinn. Mit ihm kannst du deine Etappen erkennen und die Struktur entdecken und kommst mit den Übungen direkt in die Umsetzung. Sie bauen aufeinander auf.

Hast du am Anfang erst einmal die Widerstände überwunden, dann hast du für die kommenden Herausforderungen eine Basis gelegt und eine Technik etabliert, die du gezielt einsetzen und mit der du Wunder bewirken kannst.

Glaub an dich und glaub an Wunder!

Glaub an deine Heilung und dass dein Körper dich dabei unterstützt! Fühle es!

Was du zusätzlich dafür benötigst, das kann ganz unterschiedlich sein. Denn nur du kennst deine Ängste, deine inneren Überzeugungen und deine Vorlieben. Dich hat etwas ganz anderes an diese Stelle, an der du jetzt stehst, gebracht als mich. Du wirst andere Lösungen finden als die Person, die dieses Buch vor dir gelesen hat oder nach dir liest. Es ist an dir, dass du herausfindest, was dein Herz höherschlagen lässt, was du annehmen kannst, was dich begeistert, was deine inneren Widerstände schmelzen lässt, weil du dein inneres Feuer spürst. An genau dem für dich richtigen Lösungsweg werden wir miteinander arbeiten. Mach dich bereit für deine Reise. Setze die Segel so, dass der Wind dich unterstützt, und nutze den Sturm, der durch dein Leben fegt, dass er dich ans andere Ufer trägt.

Dir wünsche ich, dass du dein Leben wieder liebst, dich umarmst, dich liebevoll annimmst. So wie du bist, bist du genau richtig.

Enthusiastisch-wilde Herzensgrüße

Kirsten

TEIL II

MEIN WEG ZUR LEBENSENTHUSIASTIN

In diesem Teil öffne ich dir ein Fenster zu sehr persönlichen Momenten meines Lebens. Augenblicke, die ich in dieser Form selten teile. Mit ihnen zeige ich dir, dass nichts in meiner Vergangenheit darauf hindeutete, dass ich viermal den Kampf gegen den Krebs überleben würde. In den Geschichten findest du Impulse, wie ich diese enormen Herausforderungen bewältigen konnte.

Auch du besitzt die Stärke, die Hürde Krebs auf deinem Lebensweg zu meistern.

VOM TEENAGER-ALBTRAUM ZUM ERWACHSENWERDEN

„Hast du ein schönes Dekolleté!“, sagte mir der Partner meiner Freundin bewundernd zur Begrüßung. Es war ein herrlich lauer Sommerabend und wir trafen uns zum Stammtisch bei unserem Lieblingsitaliener in der Fußgängerzone. Diese Bemerkung war mir unangenehm und gleichzeitig ließ sie mein Herz hüpfen. Verlegen lächelte ich.

Ein Gedanke an meine Teenie-Zeit poppte auf: Als Dreizehnjährige hatte ich meine Brüste verflucht. Beim Langstreckenlauf sprangen sie fröhlich hin und her, und am nächsten Tag hatte ich unangenehmen Muskelkater. Jede Armbewegung war mir zuwider. Ich zog das Tragen eines BHs hinaus, denn ich wusste gar nicht, wo ich den kaufen sollte. In der Wäscheabteilung der Kaufhäuser sah ich Mitte der 80er Jahre des letzten Jahrhunderts nur ältere Damen ihre Unterwäsche auswählen. Nach mehreren Anläufen fasste ich mir ein Herz und sprach eine Verkäuferin an. Sie schickte mich ein paar Stufen höher zu ihrer Kollegin und rief ihr zu; „Die Lütte braucht einen BH.“ Die Röte schoss mir in den Kopf. Ich schaute auf den Boden.

„Mal nicht so schüchtern, mien Deern“, schallte es mir entgegen. Gezielt streckte die Frau ihre Hand aus, fasste mir an meine Brust und sagte: „Cup D.“ Ich war von den Socken. Eine wildfremde Hand auf meiner Brust. Zu nah. Mir lief ein kalter Schauer über meinen Rücken. Die Verkäuferin wählte ein paar Modelle aus und ich verschwand in der Umkleide. Sie kam mir hinterher und half mir beim Anprobieren. Ich versank vor Scham im Erdboden. Die komischen Dinger saßen ein wenig locker. Wie sollte ich die Häkchen allein hinter meinem Rücken finden? Zu Hause Papa fragen? Nee, das ging gar nicht. Schnell holte die Verkäuferin ein paar kleinere Exemplare und legte die Auswahl nach der Anprobe an die Kasse. Ich trödelte herum, bis sich die Schlange aufgelöst hatte. Mit hochrotem Kopf bezahlte ich meine beiden neuen Teile und verließ auf direktem Weg das renommierte Kaufhaus. Links neben dem Eingang stand die Mutter einer Freundin. Sie sah mich. Ich drehte mich weg.

Den BH zog ich so lange verkehrt herum an und schob ihn um meine Taille herum, bis ich die Häkchen „blind“ hinter meinem Rücken fand. Die Brustmuskelkater nach dem Sport ließen nach. Beim Handball war mein neues Kleidungsstück jedoch hinderlich. Die Gegnerinnen hatten eine klare Strategie: Beim Wurf griffen sie in den Rücken, öffneten blitzschnell mit einem geschickten Fingerspiel meinen BH, der Träger rutschte über meine rechte Schulter und hinderte mich am Wurf. Ich rannte vom Spielfeld, schnappte mir meine Tasche und verließ wutentbrannt die Sporthalle. Das war‘s. Schluss, aus, vorbei mit dem Handballspielen. Ich hatte genug und wechselte zum Volleyball. Dort hatte ich endlich meinen Frieden – Mannschaftssport ohne Körperkontakt, welch ein Segen.

Dies ist nur eine von vielen unangenehmen Erfahrungen, die ich gemacht habe. Als Teenie wünschte ich mir, dass sich meine Brüste in Luft auflösen. Und mit 32 Jahren erhielt ich solch ein wunderbares Kompliment. Ich ahnte nicht, dass das Symbol meiner Weiblichkeit bald für immer – unwiederbringlich – wegoperiert werden sollte.

Wir bestellten Pizza, Wein und für mich eine große Flasche stilles Wasser. Diese lauen Sommerabende sind meine kleine Krafttankstelle. Freunde treffen und klönen. Wunderbar. Der Sommer verging und der Geburtstermin für meine Tochter rückte näher. Im Oktober 2002 erblickte Anna das Licht der Welt. Ich bin überglücklich. Mit meinem Arbeitgeber hatte ich arrangiert, dass ich im Home-Office weiterarbeiten kann. Alles schien perfekt. Doch mein Muttersein war nur von kurzer Dauer. Anna starb mit eindreiviertel Jahren an den Folgen eines Gehirntumors. Es ging rasend schnell. Eben war noch Friede, Freude, Eierkuchen, und gute drei Monate später verabschiedete ich mich in der kleinen, kühlen, kargen Trauerkappelle endgültig von meiner Tochter, schloss ihre Augen und legte den Deckel auf ihren schneeweißen Sarg.

Und wieder hatte mir das Leben gezeigt, dass die Diagnose Krebs tödlich endet.

SIEBEN JAHRE DES RINGENS

„Was hat Anna davon, wenn ich hier sitze und heule?“ Ein paar Monate nach ihrem Tod saß ich in meinem Home-Office auf dem Boden und heulte. Ich fragte mich, ob ich alles richtig gemacht hatte. Ich zweifelte an mir, meinen Entscheidungen. In dem Moment schaute ich in Annas blaue Augen. Ich sah ihr strahlendes Lächeln und ihre blonden, lockigen Haare. Es fühlte sich an, als würde sie meine Wangen trocknen. Erneut verabschiedete ich mich von ihr und sagte ihr, dass ich MEIN Leben wieder lebe und mit einem Blick in den Himmel immer an sie denken werde.

Es liegt an mir, ob ich mich von den Herausforderungen meines Lebens brechen lasse oder an ihnen wachse. Es liegt an mir, ob ich die Wendepunkte annehme.

Zaghaft öffnete ich mein Herz wieder für die Liebe und ließ mich Hals über Kopf auf eine neue Beziehung ein, die für mich den Schmerz über den Verlust meiner Tochter erträglich machte.

Dann stürzte ich erneut ab: freier Fall ohne Netz und doppelten Boden. Ein gutes Jahr nach dem Tod meiner Tochter erhielt ich die Diagnose Brustkrebs mit der Empfehlung zur beidseitigen Mastektomie.

Ich entschied mich gegen Chemo-, Strahlen- und Hormontherapie sowie andere konservative Behandlungen. Es war nicht nur eine Entscheidung gegen bestimmte medizinische Verfahren, sondern auch eine Entscheidung für mich und meine Art, mit dieser Herausforderung umzugehen. Bis heute habe ich mehr Angst vor den Nebenwirkungen einer Chemo und den Medikamenten als vor einem Löwen in der Wildnis Südafrikas. Ich las die Beipackzettel, wälzte das dicke Buch „Die Rote Liste" und recherchierte. Ich wollte wissen, was ich gegebenenfalls meinem Körper zuführe und was ich unterschreibe. Ich wollte keine Symptombehandlung. Ich wollte den Krebs an der Wurzel packen und ihn ausmerzen. Ich war bereit, erneut alles dafür zu tun, meinen Körper, meinen Geist, meine Seele, mein Herz und auch meinen Verstand wieder in Einklang zu bringen. Ich war bereit, meinen Körper zu entgiften, mein Immunsystem zu stärken, mein Leben erneut zu durchleuchten und alles Schädliche, soweit es mir möglich ist, auf Distanz zu halten, meinen Ängsten zu begegnen und meine Wünsche, Gefühle und Bedürfnisse zu erkennen.

In diesen Jahren willigte ich nur der operativen Entfernung der Knoten in meiner Brust ein. Bei jedem neuen Knoten entschied ich neu. Es war eine zermürbende Zeit. Und immer tauchte die Frage auf: „Werde ich es auch diesmal schaffen?" Ich war hin- und hergerissen, stieß an meine psychischen Grenzen. Teilweise verheimlichte ich die Entstehung neuer Knoten. Ich schämte mich und hatte Angst. Angst, dass der Krebs in die Organe oder die Knochen streuen könnte.

Knapp sieben Jahre kämpfte ich um den Erhalt meiner Brüste auf meine Art. Einen Kampf, den ich nicht kämpfen wollte. Ich arbeitete erneut an mir, absolvierte Ausbildungen als Gesundheits-Coach und Mentorin sowie als Beraterin in psychosomatischer Medizin und Work-Life-Competence. Ich ging der Ursache für eine Krebserkrankung auf den Grund, stellte mein Leben ein weiteres Mal auf den Kopf und löste mich aus einer toxischen Beziehung. Meine Ärztinnen gingen mit mir den Weg, den ich für mich als richtig empfand; manch eine schweren Herzens und redete mir immer wieder ins Gewissen. Eine andere war kurz davor, die weitere Behandlung mit mir abzubrechen, weil sie meine Entscheidungen nicht habe mittragen können, wie ich Jahre später in einem sehr persönlichen Gespräch von ihr erfuhr. Andere wiederum unterstützten und bestärkten mich voll und ganz in meinen Entscheidungen.

Bei Klinik- und Reha-Aufenthalten grenzte ich mich meist von meinen Mitpatientinnen ab. Ich ging lieber allein spazieren und lauschte dem Bächlein im Garten und spürte das Gras unter meinen nackten Füßen am Morgen beim Tautreten. Nichts sollte meinen Weg beeinflussen. Ich wollte keine anderen Geschichten hören, keine Probleme wälzen, keine Fragen gestellt bekommen. Hatte ich doch zuvor zu oft gehört: „Bist du dir bewusst, welches Risiko du eingehst, wenn …?“ Um diesen Gesprächen aus dem Weg zu gehen, wandte ich mich ab, zog mich zurück und konzentrierte mich auf meine Heilung. Ich bat darum, meine Mahlzeiten in Stille einnehmen zu dürfen. Keine Ablenkung.

Nur ich und meine Heilung!

Ich bin mir sicher, ohne diese konsequente Haltung würde ich heute nicht hier sitzen und dieses Buch für dich schreiben.

Ja, manchmal war es einsam. Manchmal wünschte ich mir ein Gespräch mit anderen Frauen, die eine ähnliche Erfahrung gemacht haben, und dann merkte ich, dass es mich nicht weiterbrachte und ich mich ausgelaugt fühlte. Heute kann ich meine Ressourcen einteilen und mich abgrenzen. Damals durfte ich das lernen.

Du kennst das sicherlich auch: Du fragst nach einem Rat und bekommst die unterschiedlichsten Antworten. Für dich fühlt sich keine stimmig an und am Ende hast du das Gefühl, dich rechtfertigen zu müssen. Wofür? Dafür, dass du gefragt hast? Dafür, dass du keinen Rat angenommen hast und deinen Weg gehst?

Wie du für dich Antworten findest und deine Entscheidungen mit Klarheit und Mut treffen kannst, dazu kommen wir später ausführlich.

Heute weiß ich, dass sich alles fügt und leicht wird, wenn ich einhundertprozentig hinter meinen eigenen Entscheidungen stehe, ganz bei mir bin und auf meine innere Stimme höre. Nutze ich zudem all meine Energie für mich – für mein Ziel –, anstatt sie in die Umgebung zu verpulvern, habe ich die besten Chancen, gestärkt aus der Krise Krebs hervorzugehen. Erkenne ich darüber hinaus noch die Struktur und kann die richtigen Hebel in den jeweiligen Phasen in Bewegung setzen, gelingt es mir, dass sich in mir eine Sicherheit ausdehnt und ich denke: „Ahhhh, hier sind wir." Je öfter ich mich auf mich fokussiere und weiß, welche Phase ich durchschreite und was voraussichtlich passieren wird, desto öfter erlebe ich diese Aha-Momente, desto leichter komme ich in meine Selbstwirksamkeit und desto mehr traue ich meinen eigenen Ressourcen.

Solltest du jetzt denken „Kirsten, du bist eine Ausnahme.", „Du bist so konsequent.", „Du hast so viel Erfahrung.", „Ich stehe ganz am

Anfang.", „Es hat mich komplett überrollt." oder „Ich kann nicht denken.", dann mach dir bewusst, dass du nicht allein bist. Auch ich stand einmal ganz am Anfang. Die Diagnose meiner Tochter hatte mir den Boden unter den Füßen weggezogen. Und als ich von meiner zweiten und erst recht dritten eigenen Krebsdiagnose erfuhr, gab es Tage, an denen ich weder reden noch meine Freundinnen treffen wollte. Ich verkroch mich in meinem Bett. Hin und wieder raffte ich mich auf, um unter meine Kuscheldecke auf meinem Sofa zu schlüpfen, aus dem Fenster zu starren und den Baum vor meinem Balkon anzusehen, als ob seine leuchtend grünen Blätter eine Antwort für mich gehabt hätten. Ich konnte keinen Gedanken fassen. Alles war mir zu viel. In diesen Tagen spürte ich die erdrückende Stille in mir, in meinem Leben. Es war, als würde sich die Welt um mich herum drehen. Ich hatte Angst vor dem Tod, vor dem Sterben.

2012 stand ich erneut vor der Wahl. Fast Sieben Jahre nach der Aussage des Chefarztes: „Lassen Sie beide Brüste entfernen, dann haben Sie Ruhe.", war meine innere Stimme so deutlich und klar, dass ich ihr folgte. Ich stimmte der beidseitigen Mastektomie zu. Dieses Jahrsiebt brauchte ich für mich, für meinen inneren Kampf. Einen Kampf mit mir, meiner Persönlichkeit, meinem „Wer-bin-ich?"

Andere Frauen lassen ihren Krebs inklusive der Brust sofort entfernen und diese wieder aufbauen, weil es für sie stimmig ist. Es geht immer um dich selbst und darum, womit du dich in Bezug auf die eigenen Gefühle, Ängste und Empfindlichkeiten am wohlsten fühlst. Jede Person regiert unterschiedlich auf die Worte: „Sie haben Krebs." Hinzu kommt, dass die medizinische Diagnose bei der Wahl der Therapie eine wichtige Rolle spielt. Jeder Krebs ist anders – Schwere, Ausbreitung und Lokalisation.

Aufgrund der Diagnosen stellte ich diverse Male mein Leben auf den Kopf, verfolgte alte Träume und fand meinen eigenen Weg – abseits ausgetretener Pfade, mitten durch die Unwägbarkeiten meiner Krankheit. Es war eine stürmische und gleichzeitig offenbarende Reise. Auf dieser Tour habe ich unbezahlbare Lektionen über die Tiefe der menschlichen Erfahrung, die Bedeutung von Empathie und die unerschütterliche Fähigkeit unserer Seelen, selbst unter den härtesten Bedingungen zu wachsen und zu gedeihen, gelernt. Ich spüre Glückseligkeit, empfinde Freude und bin eins mit mir, der Natur, meinem Umfeld.

IM MONSUN DER EMOTIONEN

Die zweite Krebsdiagnose im Herbst 2005 hatte mich zunächst in Angst und Unsicherheit gestürzt. Jegliche Lebensfreude, die nach dem Tod meiner Tochter langsam zurückgekehrt war, erlosch abermals. Ich fühlte mich zerrissen zwischen meinen Gefühlen, Wünschen und Bedürfnissen – unfähig, zu entscheiden oder auch nur einen klaren Gedanken zu fassen. In mir war Leere. Der Schock durchdrang mich und hinterließ tiefe Spuren.

Heute bin ich erfüllt von Glück. Mein Lebenswille hat nicht nur Wurzeln geschlagen, sondern trägt auch Flügel. Ich fühle mich kraftvoll und innerlich stark. Jeden Tag genieße ich bewusst, spüre Sinnlichkeit[3], Lust und Freude. Ich lebe intensiver, gesünder und bin zutiefst dankbar für jeden Moment.

Mein Strahlen und Selbstbewusstsein von heute sind das Ergebnis jener Tränen von damals. Sie waren wie ein Monsunregen, der alles wegspülte, zerstörte und Raum für Neues schuf. Heute bin ich aus tiefstem Herzen einfach glücklich. Ich erfreue mich an den kleinen Dingen, seien es die Regentropfen auf meiner Haut oder die Wärme der Sonnenstrahlen. Ich gehe meinen Weg ohne Brüste und oben ohne an den Strand. Meine Reise durch die Krankheit war nicht nur ein Kampf ums Überleben, sondern auch eine Reise zur Selbstfindung. Jeder Knoten, jede Träne und jeder Moment der Verzweiflung führten mich zu tieferen Einsichten über mich selbst und das Leben. Selbst in den dunkelsten Stunden fand ich Lichtblicke. Diese Momente der Hoffnung und Freude, so flüchtig sie auch sein mochten, wurden zu meinem inneren Feuer, das mir den Weg erhellte, der vor mir lag. Erst konnte ich ihn nur schemenhaft erkennen, mit den Jahren wurde das Licht heller und ich konnte meine nächsten Schritte deutlich sehen.

Ich bin es mir wert!

Inspiriert von den Werken von Bernie Siegel[4], Carl Simonton[5] und Rüdiger Dahlke[6] begann ich mit 27 Jahren an meiner Persönlichkeit und meinem Glauben an mich selbst zu arbeiten. Dieser Glaube war es, der mich nach der ersten Operation im Jahr 1998, bei der ein Tumor aus meinem Schienbein entfernt worden war, dazu bewog, mich gegen die Fortführung der Chemotherapie und die empfohlene Strahlentherapie zu entscheiden. Stattdessen wählte ich den Weg der alternativen Therapien und fand meinen Platz in einer anthroposophischen Spezialklinik für Onkologie. Mit jeder Mark[7], die ich in meine Gesundung, die Stärkung meines Immunsystems durch Misteltherapie und den Aufbau meiner eigenen Abwehrkräfte investierte, tauchte ich tiefer in die Welt der Selbst–Heilung ein. Die sechs Wochen, die ich dort erlebte, waren eine Zeit des intensiven inneren Wachstums, des Lernens und des Ankommens bei mir selbst – eine Investition, die jeden Pfennig[8] wert war.

Vielleicht stehst du vor ähnlichen Entscheidungen und Herausforderungen. Vielleicht bist du auf der Suche nach einem Weg, nicht nur mit körperlichen Symptomen und Schmerzen umzugehen, sondern auch deine innere Stärke und Resilienz zu finden und zu fördern. Es ist dein Recht und deine Pflicht dir selbst gegenüber, in dein eigenes Wohlergehen zu investieren – sei es durch Bildung, Therapie oder andere Formen der Selbstpflege.

Der Wert, den wir uns selbst beimessen, die Investition in unsere Gesundheit und in unser Glück, sind Ausgaben, die weit über das Monetäre hinausgehen. Es geht um die Bereitschaft, sich selbst als wertvoll anzuerkennen und tiefgreifende und nachhaltige Veränderungen vorzunehmen. Es ist eine Einladung, mutig zu sein, Fragen zu stellen, alternative Wege zu erkunden und die eigene Heilungsreise aktiv zu gestalten.

Lass dich von deinen Erfahrungen leiten und sei offen für neue Wege und neue Möglichkeiten. Erinnere dich daran, dass jeder Schritt, den du in Richtung Selbstfürsorge und persönliches Wachstum unternimmst, ein Schritt ist, der dich deinem wahren Selbst näherbringt. Dein Mut, deine Authentizität und deine Bereitschaft, ohne Garantie etwas zu tun, das für dich stimmig erscheint, sind mächtige Werkzeuge, um dein eigenes Leben positiv zu beeinflussen.

Investiere in dich selbst, denn du bist es wert.

MEIN WEG!

Bereits heute kannst du mit der Selbsthilfe beginnen. Wichtig ist die Umsetzung.

Umsetzung – dieses Wort birgt so viel Stärke und Hoffnung in sich, gerade auf dem Weg durch die Herausforderung einer Krankheit wie Krebs. Die Reise beginnt mit der mentalen Verarbeitung der Diagnose, einem Prozess, der dich tiefgründig herausfordert, doch auch zu unerwarteten Ufern des Glücks führen kann. Es bedarf Arbeit, ja, oft ist es harte Arbeit, doch es ist eine Arbeit, die sich lohnt, denn am Ende kann etwas Unbezahlbares stehen – die Wiedergewinnung deines Lebens.

Denn wenn die Seele heilt,

kann der Körper gesund werden.

In den Stunden der Unsicherheit und der Suche nach Antworten habe ich erkannt, dass die Investition in die eigene Gesundheit – körperlich, emotional, mental und spirituell – das Wertvollste ist, was ich für mich und meine Heilung tun kann. Ich habe mich gefragt, was ich wirklich will, und diesen Fragen Raum gegeben. Sie führten mich auf meinen ganz persönlichen Weg, einen Weg, der ebenso einzigartig ist wie das Leben selbst. Denn bei einer Diagnose wie Krebs gibt es keine Einheitslösung.

Dieses Buch dient nicht nur als Kompass, der dich auf deiner einzigartigen Heldinnenreise begleitet, sondern es lädt dich dazu ein, die Struktur der Transformation zu erkennen – eine Reise, die tief in deinem Inneren beginnt und dich durch die verschiedenen Phasen des Wachstums und der Erneuerung führt. Die Herausforderung Krebs findet ein Echo in dem uralten Muster der Heldenreise, einer kraftvollen Metapher für persönliche Entwicklung und Heilung.

Deine Heldinnenreise beginnt bereits vor der Diagnosestellung. Die Diagnose an sich ist der Aufbruch in eine unbekannte und oft beängstigende Realität, raus aus deiner gewohnten Welt. Gerade hier, im Angesicht der Ungewissheit, liegt die Chance zur Veränderung und zum Wachstum.

Während du dich auf deine Reise begibst, begegnest du Lehrerinnen und Mentorinnen, die dir den Weg weisen und Unterstützung anbieten, genau wie die Erkenntnisse und Übungen in diesem Buch. Sie dienen als Leuchttürme der Hoffnung und der Orientierung, die dich daran erinnern, dass du nicht allein bist. Deine Reise wird auch von Herausforderungen und Prüfungen geprägt sein, von Momenten, in denen du vielleicht zweifelst oder strauchelst. Jede dieser Erfahrungen trägt dazu bei, dich zu stärken und dich näher an dein wahres Selbst zu bringen, an das, was du willst, an deine Wünsche, Gefühle und Bedürfnisse.

Der Wendepunkt auf deiner Reise ist die Konfrontation mit deinem innersten Schatten – jenen Ängsten, Unsicherheiten und Verletzungen, die du vielleicht zu vermeiden versucht hast. Es ist ein tiefer Prozess der Selbstreflexion und der Heilung, indem du lernst, diese Schatten anzunehmen und zu transformieren. Durch diese innere Arbeit erlangst du wertvolle Einsichten und Kräfte, die dich in deiner Einzigartigkeit bestätigen und hervorheben.

Schließlich führst du das Gelernte zurück in deine Welt, bereichert um eine tiefere Verständnis- und Wertschätzungsebene für das Leben und deine Rolle darin. Du wirst feststellen, dass du durch deine Erfahrungen eine neue Perspektive gewonnen hast.

Dieses Buch birgt eine Sammlung von Lebensgeschichten, Übungen und Therapieansätzen; gleichzeitig ist es ein Spiegel deiner eigenen Reise der Transformation. Es ermutigt dich, deinem Pfad zu folgen, deine eigene Geschichte der Selbst–Heilung zu schreiben und dabei stets bewusst den Phasen deiner ganz persönlichen Heldinnenreise zu begegnen.

Indem ich meiner innersten Stimme lauschte und ihr Raum gab, begann ein Prozess der tiefen Selbstreflexion und Erkenntnis. Diese Reise hat mir nicht nur gezeigt, wie wichtig es ist, verschiedene Therapien auszuprobieren oder eine Zweit- oder Drittmeinung einzuholen, sondern auch, wie essenziell es ist, die zu mir passende Lösung zu finden.

Dieser Weg führte mich heraus aus meiner Komfortzone, schneller, als ich es mir je hätte vorstellen können. Es war dieser Schritt ins Unbekannte, der es mir ermöglichte, meine eigenen Stärken zu entdecken, in sie zu investieren und meine Energie für mich zu nutzen, anstatt sie im Außen zu verpulvern.

Die Diagnose Krebs verändert alles – sie konfrontiert uns mit Ängsten und Unsicherheiten, die wir vielleicht nie für möglich gehalten hätten. Darüber hinaus bietet sie auch eine einzigartige Chance zur Selbsterkenntnis und zum Wachstum. Ich ermutige dich, diese Gelegenheit zu nutzen. Lernen, klar zu sehen, was du wirklich willst, und den Mut haben, diesen Weg zu gehen, kann dich zu einem strahlenden, selbstbewussten Leben voller Glück, Vitalität und neuer Energie führen.

Dich lade ich ein, genau an diesem Punkt, an dem du stehst, mit mir auf deine Heldinnenreise zu gehen. Das erste Kapitel des dritten Teils ist der Beginn deiner ganz persönlichen Reise. Einer Reise, die dich dazu inspiriert, dein Leben neu zu betrachten und am Ende noch stärker, femininer und selbstbewusster dazustehen.

Meine eigenen Erfahrungen – geprägt durch die Krebserkrankungen, jede mit ihren eigenen Tiefen und Höhen – haben mir außergewöhnliche Einblicke und wertvolles Wissen geschenkt. Diese Erfahrungen, kombiniert mit meinem fachlichen Wissen, befähigen mich heute, dir grundlegende Übungen und Schritte vorzustellen, die dich auf deinem einzigartigen Heilungsweg unterstützen können.

Es gab Zeiten, in denen ich dachte, dass ich am Ende meines Weges angekommen wäre. Jedes Mal, wenn ich fiel, stand ich wieder auf und gab meinem Leben eine neue Richtung.

Diese Erkenntnisse teile ich mit dir – um dich zu informieren, zu inspirieren und auf deinem individuellen Weg zu unterstützen.

VOM DUNKEL INS LICHT

Nach meinem psychischen Zusammenbruch 2012 fühlte ich mich vollkommen wertlos. Ich war in Tränen verloren und hatte Angst. Ich zog mich noch mehr zurück, traute mich nicht mehr unter Menschen. Straßenfeste, Konzerte, Einkaufszentren, Innenstädte und Bahnhofshallen waren mir ein Graus. Alles war mir zu viel, zu laut. Hinzu kamen die seit Jahren anhaltenden Durchfälle und plötzlichen Panikattacken. Mir war klar, dass es so nicht weitergehen konnte. Ich wollte zurück ins Leben, wieder fröhlich und glücklich sein.

Auf der Hochzeit meines Bruders riss ich mich zusammen und blendete die anderen Gäste aus. Ich funktionierte, war höflich und kommunikativ. Die bevorstehende Mastektomie schob ich erneut beiseite. Eine Rede halten konnte ich nicht, das überstieg meine Kräfte. Dieses Versteckspiel wollte ich ablegen. Ich wollte wieder ich sein, authentisch, lebendig, glücklich und mich geliebt fühlen. Nathalie, meine beste Freundin, begleitete mich ein paar Tage nach der Feier ins Krankenhaus zur Operation. Ich hatte Angst – Angst vor dem, was wird, Angst vor den Schmerzen und Angst vor dem, was danach kommt. Der Gedanke, ohne Brüste aufzuwachen, war für mich unvorstellbar. Bin ich noch ich? Bin ich noch Kirsten? Wer bin ich und was wird sein? Ich hatte unglaublich viel Angst. Sie zu kommunizieren, traute ich mich nicht. Die Worte aussprechen konnte ich nicht; alles war mir zu viel.

In dem Augenblick, bevor ich in die Narkose fiel, sah ich ein Licht. Ein Licht so grell, wie ich es nie zuvor gesehen hatte. In jenem Moment wusste ich, dass ich getragen und gehalten werde. Tief in meinem Herzen wusste ich, dass ich geführt werde und dass es etwas gibt, das viel mächtiger und stärker ist als ich. Ich wusste, dass alles gut wird. „Danke. Danke, dass du mich leitest."

Ja, ich hatte meine Unterschrift unter den Operationsvertrag gesetzt. Nun hieß es, laufen lernen und dem Leben einen neuen Atem einhauchen. Was ich aus diesem Wendepunkt machte, war ganz und gar meine Entscheidung. Ich konnte weiterhin den Kopf in den Sand stecken oder das Leben in meine Hände nehmen und mich Schritt für Schritt, Übung für Übung, neu kennenlernen und mit mir eine neue Beziehung aufbauen. Eine Beziehung, die strahlender und selbstbewusster sein könnte als bisher.

Doch erst führte mich mein Weg hindurch durch die Scham. Ich schämte mich, dass ich an Brustkrebs erkrankt war und mir meine Brüste hatte entfernen lassen. Ich schämte mich, dass ich immer noch lebe, während meine Mutter, Großmutter und Tochter an den Folgen ihrer Krebserkrankungen starben. Ich schämte mich, dass ich lebe.

Neun Jahre später erkannte ich auf einer stationären Reha genau diese Scham in den Augen einer Mitpatientin wieder. In ihren Fenstern zur Seele sah ich ihren Schmerz. Im Gespräch mit meiner Ärztin wurde mir dort 2021 meine Transformation bewusst. Ich erkannte meine

Wandlung von der innerlich zerrissenen, dünnhäutigen, unnahbaren, in sich gekehrten Patientin zur ausstrahlungsstarken, reifen, fröhlichen Frau mit Sexappeal.

Heute kann ich selbstbewusst sagen: Ja! Es ist möglich! Ja! Es gibt ein Leben nach der Diagnose Krebs! Ja! Sogar nach einem psychischen Zusammenbruch.

Meine Heldinnenreise hat mich die Frau werden lassen, die ich heute bin.

Es ist eine faszinierende Entdeckung auf unserer Lebensreise, wenn wir erkennen, dass sich unser Heldinnenweg oft erst rückblickend offenbart. In der Reflexion entsteht eine Klarheit über die Stärken und Souveränität, die wir in uns tragen, selbst wenn wir uns dessen in den Momenten der Herausforderungen nicht bewusst waren. Dieses Bewusstsein darüber, dass meine eigene Heldinnenreise mich zu der Frau gemacht hat, die ich heute bin, ist ein tiefgründiger Prozess, der zeigt, wie wir in unserer Gegenwart die Zukunft gestalten – mit einer inneren Kraft, die aus der Retrospektive noch mächtiger wirkt.

Unseren eigenen Heldinnenweg nachträglich zu erkennen, erlaubt uns, unsere Vergangenheit mit neuen Augen zu sehen und uns selbst als die Heldin in unserer Geschichte anzuerkennen, die durch Widrigkeiten gewachsen ist und nicht trotz, sondern aufgrund jeder Herausforderung stärker geworden ist. Dieser Weg lehrt uns, dass Souveränität und Stärke nicht immer im lauten Triumph erscheinen, sondern oft in der stillen Gewissheit, dass wir jede Situation meistern können.

In diesem Bewusstsein liegt eine unschätzbare Kraft. Es ist die Erkenntnis, dass unser Herz und unsere Seele uns leiten können, alles zu erreichen, was wir uns wünschen, wenn wir uns erlauben, aus jeder Erfahrung zu lernen und diese Lehren als Bausteine unserer Zukunft zu nutzen. Unsere Gegenwart bildet den Grundstein für das kontinuierliche Wachstum und das Streben nach einem erfüllten Leben.

Lass uns daher diesen Blick in die Vergangenheit nicht als Sehnsucht nach alten Zeiten verstehen, sondern als Antrieb, denn indem wir unsere eigenen Erlebnisse reflektieren, ankern wir auch die Einsicht, dass wir alle fähig sind, über uns hinauszuwachsen und aus jeder Erfahrung gestärkt hervorzugehen.

Unseren Heldinnenweg rückblickend als solchen zu erkennen, ist mehr als nur eine persönliche Selbstfindung; sie ist ein Zeugnis und ein Aufruf, proaktiv an unserem Wohlbefinden mitzuwirken, gestärkt durch die authentische Stimme unserer individuellen Erfahrungen.

WIE DER KREBS MEIN LEBEN UND MINDSET TRANSFORMIERTE

35 Jahre meines Lebens habe ich fundamental in zwei Lebensmodellen gelebt:

Modell 1: Die erfolgreiche Karrierefrau

Ziel: Das perfekte Event

1987 begann ich meine Ausbildung zur Hotelfachfrau. Danach plante ich strategisch meine Karriereleiter, merkte jedoch, dass ich mich am wohlsten fühle und ein Talent dafür habe, Veranstaltungen zu organisieren. Ich wirkte im Hintergrund und bereitete meinen Kunden die perfekte Bühne für ihr Event. Fast rund um die Uhr waren mein Team und ich für unsere Kunden und deren Gäste ansprechbar. Ich liebte meinen Beruf. Wir organisierten Veranstaltungen mit bis zu 10.000 Gästen und ich war im Höher-Schneller-Weiter-Besser-Modus. Der nächste Kick für das nächste Event, und eines Tages landete ich am anderen Ende des Spektrums:

Modell 2: Die Krebskranke

Ziel: Leben

Ich wurde entschleunigt. Ja, im wahrsten Sinne des Wortes ausgebremst. Denn wegen eines Tumors im Schienbein wurden mir 1997 Krücken in die Hand gedrückt. Aus wars mit dem Höher-Schneller-Weiter-Besser. Langsamkeit bestimmte fortan meinen Alltag. Dank der zuvor genannten Bücher bog meine persönliche Weiterentwicklung in eine neue Richtung ab. Fortan hatte ich mein Ziel klar vor Augen:

Leben!

Long Story Short: Auf 10 Jahre Arbeit an meiner beruflichen Karriere folgten 27 Jahre Persönlichkeitsentwicklung. Auf meiner Achterbahnfahrt der Gefühle nahm ich die Tiefen und Höhen meines Lebens. Mein Mindset änderte sich langsam, jedoch stetig. Meine Fähigkeiten wurden immer besser und Dank der Impulse aus meinem Umfeld konnte ich die Hürden meistern. Aber: Irgendwann schlich sich der Schlendrian ein. Ich wollte wieder wie die anderen sein, an meiner Karriere basteln, das Leben genießen und keine Krebsdiät befolgen. Und ich hatte auch gemerkt, dass Persönlichkeitsentwicklung Geld kostet. So machte ich den Spagat zwischen meinem beruflichen und meinem gesundheitlichen Erfolg – bis 2012 ein psychischer Zusammenbruch erfolgte. Ein Aufruf, mein Leben und meine Prioritäten noch einmal gründlich zu überdenken. Es war der Moment, in dem mir klar wurde, dass die Balance zwischen beruflichem Erfolg und gesundheitlichem Wohlbefinden kein einfacher Spagat ist, sondern eine bewusste Entscheidung für das Leben selbst.

Diese neue Phase meines Lebens, geprägt von Krankheit und der Auseinandersetzung mit meiner eigenen Vergänglichkeit, lehrte mich mehr, als jede berufliche Erfolgsgeschichte es je könnte. Ich lernte, was es bedeutet, wirklich zu leben. Meine Reise mit den unterschiedlichen Krebserkrankungen wurde zu meiner größten Lehrmeisterin – in Sachen Persönlichkeitsentwicklung, innerer Stärke und der Fähigkeit, trotz aller Widrigkeiten weiterzumachen.

Mein Mindset wandelte sich. Mit jedem Hindernis, das ich überwand, verfeinerten sich meine Fähigkeiten, und ich lernte, die Unterstützung aus meinem Umfeld anzunehmen. Der Weg war nicht immer leicht. Es gab Zeiten, in denen ich zurück zu einem „normalen" Leben wollte, frei von den Einschränkungen meiner Erkrankung. Ich sehnte mich danach, wieder an meiner Karriere zu arbeiten und das Leben unbeschwert zu genießen.

Deine eigene Reise mag anders sein als meine, doch die Essenz bleibt dieselbe: Wir alle haben die Kraft in uns, über uns hinauszuwachsen und aus jeder Erfahrung gestärkt hervorzugehen. Lassen wir uns von unseren Herausforderungen leiten, nicht von ihnen definieren. Denn am Ende ist es die Reise selbst, die uns zu den wahren Heldinnen unseres Lebens macht.

VON DER KREBSKRANKEN ZUR LEBENSENTHUSIASTIN

Diese Reise ist sowohl eine äußere als auch eine innere Neuorientierung. Nachdem ich mein wildes Leben im südlichen Afrika – auf der anderen Seite der Erdkugel – ausgiebig gelebt und mich als Frau neu entdeckt hatte, war ich bereit für eine für mich ungewöhnliche Wurzelbildung. Auf meine Erlebnisse in der Wildnis gehe ich auf der Etappe „Kraft schöpfen vor der Höhle des Löwen" näher ein. Es sind diese Erfahrungen, die mich geprägt und mir Stärke und Widerstandskraft gegeben haben.

Erst als ich die vierte Diagnose inklusive der Entstehung von Metastasen überlebte, war ich bereit für etwas ganz anderes – etwas, das das Leben derjenigen bereichert, die die Diagnose Krebs erhalten haben. Das heißt natürlich auch, dass die krebskranke Kirsten wieder eine Karrierefrau werden darf. Diese Entscheidung traf ich 2020, und sie war alles andere als einfach.

Lange hatte ich überlegt, wie ich das angehe, denn die Krebskranke hatte Angst vor der Karrierefrau. Sie hatte Angst, dass sie sich selbst wieder vergisst, dass sie die Bedürfnisse der anderen wieder vor ihre eigenen stellt.

Diese Bedenken sind tief in mir verwurzelt. Es ist die Angst, dass die Anforderungen des Berufslebens die fragile Balance, die ich mir während der Krankheit aufgebaut habe, zerstören könnten.

Arbeiten mit oder nach einer Krebserkrankung ist mehr als nur ein Balanceakt zwischen Beruf und Krankheit. Es ist ein tiefes, emotionales und oft widersprüchliches Erlebnis. Es bedeutet, eine Balance zu finden zwischen den Anforderungen des Berufslebens und den Herausforderungen, die eine Krebserkrankung mit sich bringt. Es bedeutet, den Mut zu haben, wieder in die Arbeitswelt einzutauchen, während wir uns gleichzeitig weiterhin aktiv an unserer eigenen Heilung beteiligen, sei es aus finanziellen, persönlichen oder beruflichen Gründen. Es geht nicht nur darum, die körperlichen Symptome zu bewältigen, sondern auch darum, wie wir unser Leben proaktiv und bewusst gestalten und uns ausreichend Raum geben für die Heilung.

Und nach einer etwas unsanften Landung auf dem Boden der Tatsachen hatte ich nun einen eigenen Plan! Ich hatte meine Berufung gefunden.

Viel wichtiger ist mir jedoch, dich für das Karriere-versus-Krebs-Modell zu sensibilisieren. Natürlich tendiere ich eher dazu, Karrierefrau zu sein. Doch ohne den Krebs wäre ich wohl kaum die, die ich heute bin, und du würdest diese Zeilen nicht lesen.

Warst auch du Karrierefrau/Karrieremama/Vollzeitengagierte und hast alles andere in den Vordergrund gestellt und dich dabei ganz vergessen?

Die Übergangsphase von der Karrierefrau zur Krebsfrau und darüber hinaus kann anstrengend sein. Auf einmal müssen ganz viele Entscheidungen getroffen werden.

Und hier beginnt die wahre Reise. Die Erkrankung Krebs hat mich gelehrt, mich mit meinem eigenen Leben tief zu verbinden – nicht nur als Überlebende, sondern als begeisterte Gestalterin meines Schicksals. Es geht darum, sich in sein eigenes Leben hineinzuknien, die Aufgaben zu meistern, bereit zu sein für Neues, alles, was möglich ist, umzusetzen, detailverliebt und begeistert zu sein für die Herausforderung, in der wir gerade stecken, der Ohnmacht entgegenzuwirken und mit voller Hingabe zu leben.

Ja, das kann unbequem sein. Es erfordert Mut, sich die Details genau anzusehen und sich voll und ganz mit seiner Heilung auseinanderzusetzen – auf allen Ebenen. Doch genau hier liegt die wahre Stärke: in der Bereitschaft, sich den Herausforderungen zu stellen, sie anzunehmen und an ihnen zu wachsen.

In dem Moment, in dem sich die Krebskranke und die Karrierefrau ihre Hände zum Tanz reichen und miteinander im Rhythmus des Lebens schwingen, wachsen sie über sich hinaus. Durch diese Vereinigung entsteht die Lebensenthusiastin. Die Lebensenthusiastin ist begeistert, motiviert und engagiert, sie liebt ihr Leben und will noch mehr davon. Sie meistert es, hat Spaß und ist glücklich. Es geht nicht um die großen Erfolge oder Karrieresprünge, sondern um die täglichen Fortschritte, die Glücksmomente und kleinen Freuden, die ihr Leben bereichern. Sie folgt ihrer inneren Stimme und nimmt jede neue Herausforderung mit Begeisterung an.

Nutze jede Gelegenheit, dich neu kennenzulernen und deine innere Stärke zu entdecken. Sei mutig, zeig dich, wie du bist, und gehe deinen Weg. Geh ihn voller Hoffnung und Positivität und arbeite proaktiv an deinem Wohlbefinden.

Diese Reise mit Krebs ist herausfordernd und kann dich an deine Grenzen bringen. Sie ist jedoch auch deine Chance. Um diese Chance zu nutzen, dürfen wir deutlich mehr an unserem Ziel arbeiten, als zu konsumieren oder uns durch Social Media und Co einlullen zu lassen.

TEIL III

DEINE HELDINNENREISE: DEIN WEG ZUR SELBST-HEILUNG

Du bist die Heldin deines Lebens!

Einerseits ist es wunderbar, diesen Satz zu lesen, andererseits frage ich dich, wie es sich für dich anfühlt, wenn du dir selbst diesen Satz sagst?

Ich bin eine Heldin.

Ich bin die Heldin meines Lebens.

Und noch einmal!

Ich bin die Heldin meines Lebens!

Ich bin die Heldin MEINES Lebens!

Fühlst du diesen Satz tief in dir?

Fühlst du die Worte vibrieren, in dir resonieren?

Ich bin die Heldin meines Lebens!

Und noch einmal:

Ich bin die Heldin meines Lebens!

Wieder und immer wieder:

Ich bin die Heldin MEINES Lebens!

Seit ich die Energie der Heldin in mein Leben gezogen habe, hat sich für mich einiges ins Magische gewandelt. Erst gab es in meinem Inneren Widerstände, ob ich das darf, ob ich gut genug bin, mich als Heldin zu bezeichnen, und ob ich die Energie anwenden darf.

Das erste Mal las ich 1998 während meines Aufenthaltes in der anthroposophischen Spezialklinik für Onkologie von den Archetypen. Ein paar Jahre später, während meiner Ausbildung zur Mentorin, eröffneten mir diese uralten Modelle oder Symbole neue Räume. In sie tauchte ich 2008 während meiner Ausbildung zur Beraterin für psychosomatische Medizin noch tiefer ein und lernte die folgenden Charaktere (die Archetypen) kennen:

Der Held: Eine Figur, die auf eine Reise geht, Hindernisse überwindet und schließlich triumphiert.

Positiv: Mutig, entschlossen und selbstlos.
Negativ: Übermäßig risikobereit, kann arrogant wirken.

Der Weise: Ein Mentor oder Lehrer, der wichtige Weisheiten und Ratschläge weitergibt.

Positiv: Weitsichtig, weise, unterstützend.
Negativ: Kann distanziert oder überheblich sein.

Das Kind: Symbolisiert Unschuld, Neugier und das Potenzial für Wachstum.

Positiv: Unschuldig, neugierig, voller Potenzial.
Negativ: Naiv, hilflos, unvorbereitet.

Die Mutter: Eine nährende und beschützende Figur, oft mit bedingungsloser Liebe verbunden.

Positiv: Fürsorglich, bedingungslose Liebe, unterstützend.
Negativ: Überfürsorglich, selbstaufopfernd.

Der Narr: Bringt Humor und Perspektive, oft durch seine unkonventionelle oder naive Sichtweise.

Positiv: Humorvoll, ehrlich, bringt Leichtigkeit.
Negativ: Unverantwortlich, respektlos, unreif.

Der Entdecker: Strebt nach Freiheit und neuen Erfahrungen, oft durch Reisen und Abenteuer.

Positiv: Abenteuerlustig, unabhängig, mutig.
Negativ: Rastlos, bindungsscheu, verantwortungslos.

Der Liebhaber: Zentrales Thema ist die Leidenschaft und die Suche nach emotionaler Erfüllung.

Positiv: Leidenschaftlich, loyal, einfühlsam.
Negativ: Eifersüchtig, besitzergreifend, abhängig.

Der Schöpfer: Hat eine starke kreative Kraft und den Drang, etwas Neues zu erschaffen.

Positiv: Kreativ, visionär, innovativ.
Negativ: Perfektionistisch, chaotisch, unbeständig.

Der Rebell: Kämpft gegen Ungerechtigkeit und stellt bestehende Strukturen infrage.

Positiv: Mutig, ungerechtigkeitsbekämpfend, unabhängig.
Negativ: Aufwieglerisch, destruktiv, unberechenbar.

Der Beschützer: Steht für Sicherheit und Schutz, oft in einer Führungsrolle.

Positiv: Verantwortungsbewusst, loyal, beschützend.
Negativ: Überkontrollierend, stur, besitzergreifend.

Der Herrscher: Strebt nach Kontrolle und Ordnung und schafft eine stabile und sichere Umgebung.

Positiv: Führungsstark, organisiert, entscheidungsfreudig.
Negativ: Autoritär, diktatorisch, kontrollsüchtig.

Der Magier: Verwandelt die Welt durch Wissen, Geheimnisse und Transformation.

Positiv: Transformativ, weise, visionär.
Negativ: Geheimniskrämerisch, manipulativ, übermäßig ehrgeizig.

Die 12 Archetypen nach C.G. Jung[9] konzentrieren sich mehr auf universelle menschliche Rollen und Persönlichkeitsmuster, während der Schurke, den ich hier als 13. Archetyp aufgeführt habe, spezifisch als Antagonist oder Gegenspieler definiert ist.

Der Schurke: Der Gegenspieler oder Antagonist, der dem Helden entgegensteht.

Positiv: Intelligent, charismatisch, zielgerichtet.
Negativ: Manipulativ, rücksichtslos, egoistisch.

Je mehr ich mich mit den Archetypen beschäftigte, desto bewusster wurde mir, dass ich all die Kräfte und Schwächen in mir trage und dass ich diese Energie anzapfen, mich in sie hineinfühlen und sie für mich nutzen kann. Ihre Geschichten werden in mir lebendig. Ihre Energien kann ich mir für meine jeweilige Aufgabe zunutze machen. Ich erkenne dabei, wie ich ticke, was in mir positiv und destruktiv wirkt, womit ich mir selbst im Wege stehe, was mir angenehm und vertraut ist.

In diesem Buch machen wir uns die Geschichte und die Energie des Helden zunutze. Einer Figur, die auf eine Reise geht, Hindernisse überwindet und schließlich triumphiert. Er ist mutig und hat einen unerschütterlichen Willen. Der Held zeichnet sich durch die Bereitschaft aus, sich den Herausforderungen zu stellen. Er ist bereit, Risiken einzugehen, widersteht allen Widrigkeiten und gibt niemals auf.

Auf unserer Heldinnenreise taucht der Archetyp des Schurken in Gestalt des Krebses auf. Ein heimtückischer und unbarmherziger Gegner, der die natürliche Ordnung des menschlichen Körpers herausfordert und zerstört. Dieser erbarmungslose Feind agiert im Verborgenen, wächst unerkannt und nutzt jede Gelegenheit, um das Gleichgewicht zu stören und lebenswichtige Funktionen zu untergraben. Sein zerstörerisches Wesen und seine Unvorhersehbarkeit machen ihn zu einem der gefürchtetsten Gegenspieler des Lebens.

Inmitten dieses Schreckens kann der Schurke auch das Bewusstsein und die innere Stärke der betroffenen Person und ihrer Angehörigen wecken und eine unerschütterliche Entschlossenheit und eine tiefgehende Wertschätzung für das Leben hervorrufen, die aus der Auseinandersetzung mit diesem mächtigen Feind hervorgeht.

Die Krankheit lässt sich nicht ignorieren. Wir müssen uns ihr stellen, auch wenn es bedeutet, dass wir unsere Komfortzone verlassen müssen. Die Ängste, die uns plagen, sind menschlich. Die Angst zu überwinden ist göttlich.

Mit der Diagnose Krebs begibst du dich auf deine ganz individuelle Reise. Einer Reise zu dir, deinen Gefühlen, Wünschen und Bedürfnissen. Ich will nichts schönreden. Diese Reise kann tödlich enden. Sterben werden wir alle, irgendwie, irgendwann, irgendwo.

Was willst Du?

Willst du deinen Kopf in den Sand stecken oder erhobenen Hauptes aus der Krise Krebs hervorgehen? Erlaubst du dir, glücklich zu sein mit all den Herausforderungen, die uns das Leben bietet?

Für mich stellt sich die Frage: Wie möchte ich mein Leben bis zum Ende gestalten? Will ich in Verzweiflung versinken, oder nehme ich die Herausforderung an und setze alles daran, die Krise zu überwinden? Erlaube ich mir, auch in traurigen Momenten Glückseligkeit zu empfinden? Denn:

Ich gestalte meine Zukunft JETZT!

Entscheide dich für eine der beiden Optionen, wenn du es nicht bereits getan hast: Gegen die Reise, dann leg mein Buch weg, oder für die Reise, dann komm in die Umsetzung und triff bewusst deine Entscheidungen.

Im Sinne dieser Entscheidungsfreiheit sage ich dir, dass Selbstvertrauen tatsächlich ein Geschenk unserer vergangenen Erfahrungen ist – jede überstandene Herausforderung, jede meisterhaft bewältigte Aufgabe hat uns stärker gemacht. Diese Momente sind Zeugnisse unserer inneren Stärke, unserer Fähigkeit, sich zu überwinden, und unseres Mutes, dem Unbekannten gegenüberzutreten. Wenn wir uns diese Erfolge ins Gedächtnis rufen, schöpfen wir nicht nur Kraft, sondern auch Vertrauen in unsere eigenen Fähigkeiten.

Dieses Bewusstsein, dass wir bereits Prüfungen erfolgreich gemeistert haben, gibt uns die Zuversicht, die vor uns liegenden Herausforderungen mit Anmut und Stärke anzugehen. Es lehrt uns, auf unsere eigene

Urteils- und Entscheidungsfähigkeit zu vertrauen – eine entscheidende Komponente, um unser Wohlbefinden und unsere Gesundheit aktiv zu gestalten. Jede von uns besitzt eine einzigartige Sammlung solcher Erfahrungen, die nicht nur unser Selbstbild formen, sondern auch unsere Widerstandsfähigkeit im Leben stärken. Es zeigt sich, dass jede Handlung, jede Entscheidung, die wir treffen, eine Chance ist, zu wachsen und unser Selbstvertrauen zu stärken. Erfahrungen zu sammeln, sowohl positive als auch herausfordernde, ist ein essentieller Teil unserer Lebensreise. Es ermutigt uns, aktiv an unserer eigenen Geschichte zu schreiben, getragen von dem Vertrauen in uns selbst und von unserer Fähigkeit, jegliche Hindernisse zu überwinden.

Lass uns diesen Weg miteinander beschreiten, mit der Gewissheit, dass unsere künftige Vergangenheit den Grundstein für eine kraftvolle, selbstbestimmte und strahlende Zukunft legt, in der wir jeder Herausforderung mit Würde und Stärke begegnen können. Diese Vergangenheit beginnt jetzt!

Auf unserer Lebensreise, besonders in Momenten der Prüfung, wie etwa der Diagnose Krebs, offenbart sich die wahre Kraft unseres Selbstvertrauens. Sie ist ein Leuchtturm, der uns durch die dunkelsten Stürme führt. Wie jede Flamme muss auch das Selbstvertrauen gehegt, gepflegt und genährt werden. Mag es auch schwierig erscheinen, so ist es dennoch möglich, dieses Vertrauen in uns selbst Schritt für Schritt aufzubauen. Selbstvertrauen ist eine Haltung, die wir uns erarbeiten können – mit Geduld, Übung und der Bereitschaft, aus jedem Moment zu lernen. Es entsteht aus den kleinen Erfolgen, den Momenten, in denen wir trotz Angst handeln, aus den Fehlern, die uns lehren, und aus dem Wissen, dass wir jederzeit wieder aufstehen können.

Beginne mit kleinen Herausforderungen, setze dir bewusst kleine Ziele, die du erreichen kannst. Feiere deine kleinen Erfolge, wie zum Beispiel, dass du gerade dieses Buch liest oder heute Abend schlafen gehst, und morgen früh, dass du deine Augen öffnest. Diese minimalen Erfolge, jede weitere überwundene Hürde, baut dein Selbstvertrauen weiter auf. Dabei ist es wichtig, dass du dir selbst mit Mitgefühl begegnest. Vergib dir deine „vermeintlichen" Fehler. Sieh sie als wertvolle Lektionen an. Erlaube dir die Unterstützung von Freunden, Familie oder professionellen Beratern. Teile deine Erfahrungen und lerne von denen anderer. Das Bewusstsein, nicht allein zu sein, stärkt nicht nur dein Selbstvertrauen, sondern auch dein Gefühl der Verbundenheit.

Selbstvertrauen ist eine innere Einstellung, die sagt: „Ich bin fähig. Ich kann Herausforderungen begegnen. Ich bin es wert." Dieses Mantra zu pflegen, besonders in schwierigen Zeiten, ist maßgebend.

Sei mit dir geduldig.

Der Aufbau von Selbstvertrauen ist eine Reise, kein Kurztrip. Mit jedem Schritt, jeder Entscheidung, die du triffst, webst du ein stärkeres Netz des Vertrauens in dir selbst. Glaub mir, du hast bereits alles in dir, was du brauchst, um diese Reise erfolgreich zu meistern. Es geht darum, diese Stärke in sich zu erkennen, zu ehren und zu nutzen. In diesem Sinne lade ich dich ein, mutig diesen Weg des Selbstvertrauens zu beschreiten. Die Reise ist die Gelegenheit, sich selbst auf tiefere und bedeutungsvollere Weise zu entdecken. Dein Mut, dein Glaube an dich selbst, ist der Schlüssel, mit dem du jede Tür öffnen kannst.

Auf dem Weg, den wir beschreiten, um unser Selbstvertrauen zu stärken, entsteht eine noch tiefere und mächtigere Verbindung zu unserem inneren Selbst – das Selbstbewusstsein. Es ist wie das Entfachen eines Lichts in uns, das mit jeder Herausforderung heller strahlt, mit jedem Schritt mutiger wird und dich in deiner ganzen Pracht erstrahlen lässt. Dieses Licht, dieses strahlende Selbstbewusstsein, ist ein Zeichen dafür, dass du auf deiner Reise nicht nur überlebst, sondern wahrhaftig lebst und aufblühst.

Die Heldinnenreise besteht aus 12 Etappen:

1. Die gewohnte Welt – Unser Alltag, unsere Routinen, unser Leben vor der Diagnose Krebs.

2. Der Ruf zum Abenteuer – Die Diagnose Krebs. Der Moment, der uns zwingt, unsere vertraute Umgebung zu verlassen und uns einer völlig neuen Realität zu stellen.

3. Die Weigerung des Rufs – Das kann nicht sein. Das glaube ich nicht. Warum ich? Ungläubig, fassungslos, zögern oder weitermachen wie bisher.

4. Die Begegnung mit dem Mentor – Hier finden wir unsere Quelle der Inspiration und des Rates, jemanden, der uns den Glauben an uns selbst zurückgibt und uns hilft, die Kraft zu finden, die wir benötigen, um unseren Weg fortsetzen zu können.

5. Das Überschreiten der ersten Schwelle – Die Unsicherheit und Furcht vor dem, was kommt, können überwältigend sein. Dieser entscheidende Schritt ins Unbekannte ist ein Akt des Mutes und des Glaubens an unsere eigene Stärke.

6. Die Prüfungen, Verbündete und Feinde – Der Krebs stellt uns immer wieder vor neue Prüfungen: körperliche Schmerzen, emotionale Tiefs und die ständige Angst vor Rückschlägen. Hier stoßen wir auf Hindernisse, lernen Weggefährten kennen und begegnen Menschen, die uns unterstützen. Wir erkennen, wer wir wirklich sind und wie viel Kraft wir in uns haben.

7. Die Annäherung – Ein Moment der Vorbereitung auf eine noch größere Herausforderung, das Sammeln unserer Kräfte. Die tiefste Höhle der Heldinnenreise ist die Phase, in der es kaum noch Hoffnung gibt. Die Behandlungen scheinen endlos und die Ergebnisse ungewiss. Dies ist der Moment, in dem wir uns unseren tiefsten Ängsten stellen müssen.

8. Die entscheidende Prüfung – Der tiefste Punkt unserer Reise. Der Zeitpunkt, in dem wir all unsere Kräfte mobilisieren und weiterkämpfen, obwohl es aussichtslos scheint. Es ist der Wendepunkt, der alles verändert.

9. Die Belohnung – Nach der Konfrontation mit unseren Ängsten, nach zahlreichen inneren und äußeren Kämpfen sowie Entbehrungen beginnt sich die eigene Gesundheit zu stabilisieren. Diese Phase bringt uns eine tiefe Selbsterkenntnis, seelische und körperliche Heilung. Die Belohnung ist eine neue Perspektive auf das Leben und unsere Prioritäten.

10. Der Weg zurück – Der Rückweg aus dem Reich der Krankheit ist ebenso herausfordernd wie der Weg hinein. Wir dürfen lernen, wieder Vertrauen in unseren Körper zu fassen und unseren Platz in der Welt in unserem Alltag neu zu definieren. Die Belohnung tragen wir im Herzen und unsere Erfahrungen werden transformiert.

11. Die Auferstehung – Die letzte Prüfung, die uns reinigt und für immer ändert. In dieser letzten Prüfung werden wir mit der Herausforderung konfrontiert, unsere Erfahrungen zu integrieren und uns neu zu erfinden. Der Rückfall in alte Muster ist verlockend. Die Transformation beginnt, indem wir uns bewusst entscheiden, stärker und weiser aus der Erfahrung hervorzugehen.

12. Die Rückkehr mit dem Elixier – Wir kehren nicht mehr als dieselbe Person, die wir vorher waren, zurück in die Welt – unseren Alltag. Wir bringen unsere Weisheit und unser neu gewonnenes Wissen zurück, bereit, unser Licht zu teilen, um anderen Mut zu machen und ihnen zu zeigen, dass auch sie ihre eigenen Kämpfe bestehen können.

Die 12 Etappen der Heldinnenreise bieten Orientierung, Ermutigung und Einsicht, während du dich mutig dem Unbekannten stellst und mit jedem Schritt deine Geschichte neu schreibst. Diese Etappen sind Markierungen auf einer Karte; sie sind Erfahrungen, die dich lehren, zu vertrauen, zu lieben und dich voll und ganz anzunehmen. Jeder dieser Schritte stützt und fördert dein Selbstbewusstsein und transformiert dich in jemanden, der strahlend und selbstbewusst durch das Leben geht. Auf dieser Reise wirst du zu der Person, die zu sein dir immer bestimmt war.

Denke daran, dass deine Reise einzigartig ist. Deine Erfahrungen, deine Kämpfe und deine Triumphe sind so individuell wie du selbst. Eines bleibt konstant – das Potenzial in dir, zu wachsen, zu strahlen und deinen Weg mit unerschütterlicher Zuversicht zu gehen. Die 12 Etappen der Heldinnenreise sind deine Begleiter, die dich daran erinnern, dass du alles in dir hast, um jede Herausforderung zu meistern und aus jeder Prüfung stärker hervorzugehen.

Auf dieser Reise können wir uns bewusst machen, dass es viele mutige Frauen gibt, die ihre Kämpfe gegen Brustkrebs öffentlich gemacht haben. Sie sind Leuchtfeuer der Hoffnung und des Mutes. Sie laden uns ein, in ihren Geschichten nicht nur den Kampf, sondern auch die unbändige Kraft der Menschlichkeit zu sehen.

Prinzessin Kate, die Herzogin von Cambridge, ging mit ihrer Krebsdiagnose im März 2024 an die Öffentlichkeit. In einer sehr persönlichen Videobotschaft erzählt sie, dass sie eine vorbeugende Chemotherapie begonnen hat.

2013 veröffentlichte Angelina Jolie einen Meinungsartikel in der New York Times, in dem sie ihre Entscheidung für eine präventive Doppel-Mastektomie offenlegte, nachdem ein BRCA1-Gen entdeckt worden war, das ihr Brustkrebsrisiko erhöhte. Jolies Transparenz brachte eine globale Diskussion über genetisches Screening und präventive Maßnahmen ins Rollen, was vielen Frauen half, informierte Entscheidungen über ihre Gesundheit zu treffen.

Bei der australischen Pop-Ikone Kylie Minogue wurde 2005 Brustkrebs diagnostiziert. Durch ihre Erfahrung motivierte sie junge Frauen, zur Früherkennung zu gehen. Kylie nutzte ihre Plattform, um das Bewusstsein für die Wichtigkeit von regelmäßigen Untersuchungen zu schaffen. Sie hat ihre sehr persönliche Reise und Genesung geteilt, was vielen Frauen Mut und Hoffnung gab.

Die beliebte Sängerin und Schauspielerin Olivia Newton-John sprach 1992 erstmals öffentlich über ihren Kampf gegen Brustkrebs. Ihre

Diagnose führte zu einem lebenslangen Engagement für Gesundheitsbewusstsein und Forschungsförderung. Sie gründete das Olivia Newton-John Cancer and Wellness Centre in Australien, um anderen Unterstützung und Ressourcen zu bieten.

Als ehemalige First Lady der Vereinigten Staaten spielte Betty Ford eine entscheidende Rolle dabei, das Bewusstsein für Brustkrebs zu schärfen. Nach ihrer eigenen Diagnose im Jahr 1974 sprach sie offen über ihre Mastektomie, was damals als ein mutiger Schritt galt. Ihre Ehrlichkeit trug dazu bei, das Gespräch über Brustkrebs in den Vordergrund der nationalen Aufmerksamkeit zu rücken und das Bewusstsein für Früherkennung zu fördern.

Jede dieser bemerkenswerten Frauen hat auf ihre Weise einen Raum geschaffen, in dem offen über Gesundheit, Prävention und die emotionalen Achterbahnfahrten, die mit so einer Diagnose einhergehen, gesprochen werden kann. Sie haben gezeigt, dass Krebs eine enorm herausfordernde Erfahrung ist und auch eine Gelegenheit sein kann, sich selbst auf tieferen Ebenen zu begegnen und gestärkt aus diesen Begegnungen hervorzugehen.

In jedem von uns steckt eine unerschütterliche Stärke, die nur darauf wartet, erkannt und genutzt zu werden. Unsere Erfahrungen, unsere Kämpfe und unsere Siege können eine Quelle der Inspiration und des Mutes für künftige Ereignisse sein. Wissen wir, was uns in der Zukunft erwartet?

Als ich zum ersten Mal an Krebs erkrankte, wusste ich nicht, was in den kommenden Jahren noch alles meinen Weg quert. Heute bin ich mir sicher, dass mich der Tod meiner Mutter bereits als Siebenjährige darauf vorbereitet hat und sie auf ihre ganz besondere Art immer bei mir ist, mich leitet und begleitet. Mein Weg führte mich durch Schlösser, von denen kein Märchen erzählt. Ich lernte früh, dass Kronen nicht nur aus Gold und Juwelen bestehen, sondern auch aus Mut, Tränen und der unerschütterlichen Kraft, weiterzumachen, selbst wenn das nächste Kapitel ungeschrieben und unbekannt ist. Meine Mutter hinterließ mir, obwohl physisch nicht mehr an meiner Seite, eine unsichtbare Krone, kreiert aus den Werten Mut, Engagement und Disziplin. Ihre Lebensfreude, die sie mir mit auf meinen Weg gab, wurde zu meinem Kompass durch die stürmischsten Zeiten meines Lebens. Auf dieser Reise des Lebens, auf der viele Mädchen von einem Leben als Prinzessin träumen, habe ich gelernt, dass sich die wahre Essenz unserer Existenz nicht in den Geschichten der Leichtigkeit und Perfektion offenbart, sondern in den tiefen, oft schmerzhaften Kapiteln, die uns über uns selbst hinauswachsen lassen.

Knie dich hinein in dein Leben, in deine Aufgabe. Kremple die Ärmel hoch und begeistere dich für deine neue Aufgabe. Sei wild entschlossen und enthusiastisch. Denn Enthusiasmus ist mehr als nur Freude oder Begeisterung. Es ist eine tiefe innere Energie, die uns in den dunkelsten Momenten motiviert, weiterzumachen. Nutze diese Energie der Veränderung und werde zur Meisterin deines Lebens, damit auch du strahlend und selbstbewusst aus der Krise Krebs hervorgehst. Nimm die Aufgabe an, die dir gegeben wurde. Du kannst das Blatt wenden und gestärkt daraus hervorgehen!

1. ETAPPE: EIN UNSCHEINBARES SCHILD. EIN BEDEUTSAMER SCHRITT

Die alltägliche Welt

Ahnungslosigkeit

Unter der weiten, blauen Kuppel des Himmels, durchdrungen von der Wärme der Vormittagssonne, schlenderten mein Freund und ich Arm in Arm über den Marktplatz. Der Liebe wegen war ich vor vier Jahren ins Fränkische gezogen. In dieser hügeligen Landschaft hatte ich mir einen neuen Freundeskreis aufgebaut und meine Tochter hatte hier das Licht der Welt erblickt. Durch meine berufliche Tätigkeit war ich bekannt wie ein bunter Hund. Der Turm vom alten Rathaus verkündete stolz die Zeit – fünf vor zwölf. Etwas versteckt, kaum wahrnehmbar neben dem alten Schuhmacher, zog ein neues Praxisschild in einer Gasse meine Aufmerksamkeit auf sich. Es gehörte einer Gynäkologin. Ein Gedanke flackerte auf: „Wann war ich das letzte Mal bei einer Frauenärztin?" Fast wie von einem inneren Impuls getrieben, sprang ich die paar Stufen hinauf, öffnete die Tür und stieg die Steintreppe in dem kühlen Treppenhaus zur Praxis rauf. Sie entpuppte sich als ein Refugium moderner Ruhe und Gelassenheit – weiße Wände, akzentuiert mit Grün- und Brauntönen, schufen eine Atmosphäre, die sowohl beruhigend als auch willkommen wirkte. Die Sprechstundenhilfe begrüßte mich mit ihrer fränkischen Herzlichkeit und einem freundlichen Lächeln.

Einige Tage später saß ich der Ärztin gegenüber. Sie hatte etwa mein Alter, 35 Jahre, und strahlte eine beruhigende Autorität auf Augenhöhe aus. Während wir meine Familienanamnese durchgingen, keimten die bewegenden Gefühle wieder auf. Meine Mutter, die 1977 an den Folgen ihres Brustkrebses gestorben ist, meine Großmutter, die kurze Zeit nach ihrer Diagnose dem Gebärmutterkrebs erlegen war, meine eigene Vergangenheit mit einem Tumor in meinem Schienbein und der noch frische Verlust meiner Tochter Anna wegen eines Gehirntumors. Jedes Ereignis brachte noch mehr Stille in diesen Raum und wurde notiert.

Auf dem Schreibtisch der Ärztin entdeckte ich einen Aufsteller, der die Risikofaktoren für Brustkrebs auflistete. Ein kurzer Moment des Innehaltens – „Ahh, cool, hier scheine ich zu punkten." Weder rauchte ich noch hatte ich einen hohen Blutdruck, die Anti-Baby-Pille hatte ich nur fünf Jahre eingenommen und Alkohol trank ich bloß gelegentlich.

Die Frage nach meiner letzten Regelblutung riss mich aus meinen Gedanken. Ich überlegte kurz, rechnete nach. Dann folgte ich der Ärztin in den Untersuchungsraum, der durch seine Dunkelheit und die blickdichten Rollos zu einem intimen Ort wurde, der Geborgenheit ausstrahlte. Der Untersuchungsstuhl, der einem futuristischen Kunstwerk glich, wartete schon.

Ihre Untersuchung war gründlich. Beim Ultraschall meiner Brüste stockte sie – ein Zögern, ein wiederholtes Überprüfen. Die Fragen nach meinem letzten Frauenarztbesuch und einer Mammographie brachten Erinnerungen an einen unfassbaren Schmerz zurück. Meine letzte und bisher einzige Mammographie war 17 Jahre her.

Ich spürte eine seltsame Mischung aus Besorgnis und Neugierde.

Der Verdacht eines Knotens in meiner rechten Brust ließ die Zeit stillstehen. Die Diskussion über alternative bildgebende Verfahren und die entschiedenen Worte der Ärztin, dass nur bei Bestätigung des Verdachts ein CT[10] oder MRT[11] in Betracht gezogen werden kann, hallten in meinem Kopf nach. Mit dem Überweisungsschein in der Tasche trat ich aus der Praxis – zurück ins blendende Licht des Tages. Ein Wirbel aus Gefühlen, gefangen zwischen Furcht und der neu gefundenen Stärke, diesen Weg nicht allein gehen zu müssen, überkam mich. Mein Freund ließ seine Kontakte spielen und ein paar Tage später stand ich am Empfang der Radiologie.

Reflexion 1. Etappe der Heldinnenreise:
Die gewohnte Welt

An welcher Stelle in deinem Leben hast du dich befunden, als du das erste Mal gehört hast: „Sie haben Krebs.“?

Beschreibe deine alltägliche Welt – deine Routinen, deine Herausforderungen und deine Freuden. Was macht diese Phase deines Lebens einzigartig und persönlich? Wie schaut dein Alltag aus, was ist dir wichtig? Wie erlebst du deine freie Zeit, was liegt dir, was fordert dich heraus? Woran erfreust du dich und was sind deine

Ziele? Was berührt dich, was hindert dich? Wie bist du beruflich und familiär eingespannt? Was sind deine Lebensgewohnheiten, deine Vorlieben? Wie fühlst du dich in und mit deinem Leben? Wer bist Du? Womit identifizierst du dich? Wie regierst du auf Stress? Welche Beziehung hast du mit deinen Mitmenschen? Wie sind deine sozialen Kompetenzen? Wie findest du dich?

Meine Empfehlung für dich: Nimm dir ein paar Minuten Zeit, besorge dir Zettel und Stift und dann beantworte in aller Ruhe die Fragen.

Die erste Etappe der Heldinnenreise, die gewohnte Welt, ist eine Phase des alltäglichen Lebens, die den Ausgangspunkt für die bevorstehende transformative Reise darstellt. Unser Alltag ist von Routine und Vertrautheit geprägt. Es ist die Zeit der relativen Stabilität, in der wir uns in unserer vertrauten Umgebung mit all unseren Beziehungen und Pflichten befinden. Diese Phase stellt den Kontrast zum Leben mit einer Krebsdiagnose dar. Sie zeigt unser Leben vor dem Verlassen unserer Komfortzone einschließlich der Herausforderungen und Konflikte, die uns schließlich dazu bringen werden, das Gewohnte hinter uns zu lassen, bevor wir uns auf die transformative Reise begeben.

Das eigene Leben objektiv zu betrachten, sich einzugestehen, was gut und was weniger gut läuft, ist eine wertvolle Aufgabe. Sie hilft uns, die Zeit vor der Diagnose unvoreingenommen betrachten zu können. Denn vielleicht war auch bei dir das ein oder andere unrund.

Ich wurde eineinhalb Jahre vor meiner Brustkrebsdiagnose mit der Krebsdiagnose meiner Tochter konfrontiert, was eine Extremsituation darstellte. Zu der psychischen Herausforderung kommt, dass das Adrenalin im Körper explodiert und der Stressfaktor sich vervielfacht. Die Belastung war nicht nur für meine Psyche, sondern auch für meinen Körper eine Herausforderung. Bernie Siegel schreibt in seinem Buch „Mit der Seele heilen“, dass Dr. Solomon bereits in den 60er Jahren des vorherigen Jahrhunderts eine Vielzahl an Hypothesen aufstellte, denen zufolge Stress die Immunität unterdrücken kann. Etwa dreißig Jahre später konnten er und andere seine 35 Hypothesen, die sich mit der Interaktion zwischen dem Immunsystem und dem zentralen Nervensystem befassten, mehrfach beweisen. [12]

Bei dir muss nicht unbedingt eine solche Hiobsbotschaft in dein Leben getreten sein wie bei mir. Doch schau einfach mal, was in Deinem Leben an Stressfaktoren zusammenkommt, vor allem in den letzten ein bis zwei Jahren vor der Diagnose.

Schau dir deine Aufzeichnung wertfrei an und nimm wahr, was dasteht. Mach dir bewusst, dass es hierbei keinesfalls um Schuldzuweisung geht. Wir alle erleben Höhen und Tiefen in unserem Leben. Manchmal meistern wir sie, ein anderes Mal stolpern wir über einen Stein, der auf unserem Weg liegt.

Als ich mich an diese konkrete Zeitangabe erinnerte, die ich in einem Buch gelesen hatte, dessen Titel mir entfallen ist, hatte ich ein Aha-Erlebnis. Mir wurde bewusst, was in meinem Körper geschehen war und dass er keine Kraft hatte, sich selbst zu schützen, weil mein Immunsystem geschwächt war. So konnten die Bösewichte ihr Comeback feiern und wieder Krebszellen entstehen lassen.

2. ETAPPE: EIN LEISER RUF

Der Ruf des Abenteuers: Der Held steht vor einer Herausforderung oder Krise.

Diagnose Brustkrebs

Ich empfand eine tiefe, innere Ablehnung. Jeden Gedanken schob ich weg. Ich weigerte mich, mich dem Unausweichlichen zu stellen, die Wahrheit der Situation anzuerkennen: die erneute Auseinandersetzung mit einem Verlust.

Keine schlechten Nachrichten mehr, das war mein sehnlichster Wunsch. Ich sehnte mich nach Freude, übersprudelndem Glück und bedingungsloser Liebe. Ich wollte mich an die Illusion klammern, unberührt von weiteren Hiobsbotschaften mein Leben fortsetzen zu können. In meinem Herzen flehte ich um Ruhe, um eine Atempause von den schlechten Nachrichten, die mir den Boden unter den Füßen wegzogen.

Die Mammographie stellte sich erneut als qualvolle Erfahrung dar. Die

Röntgenassistentin zog mit ihren langen, schmalen Fingern an meiner Brust und klemmte sie in das Gerät ein. Die Maschine, so kalt, presste sie zusammen. In dem engen, dunklen Raum stockte mein Atem. Ich versuchte, mich zu beruhigen, kämpfte gegen die Tränen, den Schmerz und die Panik an.

„Nie wieder Mammographie. Erst legen Sie Ihre Männlichkeit hier drunter, dann sprechen wir weiter“, sagte ich im gequälten Tonfall, als der Radiologe seinen Kopf zur Tür reinsteckte. Ich blickte in sein schmerzverzerrtes Gesicht. Keine weiteren Worte waren notwendig.

Als der Verdacht zur Gewissheit wurde, saß ich einem Professor gegenüber, dessen Ausstrahlung eine Mischung aus Albert Einstein und menschlicher Wärme war – wildes Haar, funkelnde Augen. Sympathisch. Zugewandt. Nahbar. Seine Worte ließen mich erstarren. „Meine Empfehlung: Lassen Sie beide Brüste entfernen. Dann haben Sie Ruhe.“ Die Worte hingen im Raum; ein kalter Knoten im oberen rechten Quadranten meiner rechten Brust, keine Anzeichen von Metastasen, Vorstufen in den Milchgängen signalisierten jedoch eine unsichtbare Bedrohung. Meine Stimme versagte. Er sprach langsam und erklärte ausführlich, mit einfachen Worten, freundlich, ohne Hast, ohne Druck.

Ich war unfähig, Fragen zu stellen. Das übernahm mein Freund für mich. Körperlich war ich präsent, doch mein Geist schien zu fliehen. Mein innerer Schutzmechanismus errichtete eine Barriere. Ich kämpfte mit meiner Haltung und den Tränen und hatte einen Kloß im Hals. Gefangen zwischen Fassung bewahren und dem Drang zu weinen, verließ ich wie ferngesteuert das Sprechzimmer. Tief in meinem Inneren regte sich eine starke Ablehnung, eine Weigerung, mich der Wahrheit zu stellen, die mich aus meiner neu gefundenen Komfortzone herauskatapultierte. Es war ein Kampf gegen das Unausweichliche, eine Verneinung dessen, was war. Jeder Schritt durch das kleine, helle Krankenhaus in Oberfranken fühlte sich wie ein unangenehmer Gang durch einen dichten Morgennebel aus Ungewissheit und Furcht an. Ich wünschte mir so sehr, dass sich der Nebel auflöste, die Sonne zum Vorschein kam und ich wieder den strahlend blauen Himmel sehen konnte. Die Worte des Arztes kreisten in einer Endlosschleife und hallten in meinem Kopf wider wie ein Echo in den Bergen, das mich bis ins Mark erschütterte. Was denn noch alles? Würde ich nun doch genau wie meine Mutter mit 37 Jahren sterben? Ich hatte meine weibliche Linie verloren und sollte nun auch meine Brüste opfern, das Symbol meiner Weiblichkeit ablegen, nachdem ich in der Schwangerschaft ein neues Gefühl für mich, meine Brüste, meinen Körper erlebt hatte und mein Dekolleté seitdem liebte. Die Entscheidung, vor der ich stand, war nicht nur eine medizinische Notwendigkeit, sie war eine Prüfung meines Selbstwertes, meiner Weiblichkeit und meines Mutes. Die Möglichkeit, dass ich mit 35 Jahren dem gleichen Schicksal wie meine Mutter entgegenblickte, ließ mich fliehen.

Mein Freund entdeckte einen alten Bekannten in der Eingangshalle des Krankenhauses und sprang die Treppe hinunter. Am Treppenabsatz blieb ich stehen, unfähig, mich zu bewegen. Ich hatte das Gefühl, vor einem Abgrund zu stehen. Mit Mühe hob ich meinen Fuß, dann – stürzte ich ins Leere, freier Fall ohne Netz und doppelten Boden. Um mich herum nur Schwärze und funkelnde Sterne in der Ferne.

Ich fiel tiefer, tiefer als je zuvor. Es ging noch weiter abwärts, vorbei an der Ebene, als meine Tochter starb. Tiefer hinein in die schwarze

Unendlichkeit. Ich erstarrte, hatte Angst vor dem Aufprall und dann schwebte ich. Schwerelos. Instinktiv griff ich nach dem Geländer, hielt mich fest, beruhigte mich. Langsam öffnete ich die Augen. Menschen gingen an mir vorbei, stiegen die Treppen hinauf und hinab. Ich sammelte meine Gedanken, atmete tief durch, stand still.

Die inneren Bilder verblassten, und ich stieg langsam, mit einer Hand am Geländer, die Treppe runter. Ohne ein Wort ging ich an meinem Freund vorbei, setzte mich in mein Auto, die Tränen flossen. Ich wollte losfahren, konnte nicht. Ich war unfähig, den Schlüssel ins Schloss zu stecken. Ein Teil von mir wusste, dass ich eine Entscheidung treffen musste und dass es keine gute Idee war, mit meinem Freund zusammenzuziehen. Meine kleine, filigrane Welt brach zusammen. Ich war unfähig, eine Entscheidung zu treffen, trat auf die Bremse, haute mit voller Wucht auf die Hupe. Meine Hand prallte ab. Das war nicht das Leben, das ich mir gewünscht oder erträumt hatte. Würde ich es wieder schaffen, ein zweites Mal den Krebs zu besiegen? Hatte ich doch gerade erst erfahren, wie schnell und tödlich es enden kann.

Mein Lebensweg war gekennzeichnet von Herausforderungen, von Erkenntnissen und dem unerschütterlichen Glauben an mich selbst. Und daran, dass ich nur die Aufgaben erhielt, die ich auch bewältigen konnte. Ich zweifelte an mir, meinem Glauben, an Gott und der Welt, an Gerechtigkeit. Ich bat um Hilfe dafür, dass ich die Kraft und innere Stärke aufbrachte. Ich bat um Klarheit und Mut und darum, dass ich diese neue Herausforderung annehmen und den Weg aus der Krise herausfinden werde.

Als ich meinen Fuß von der Bremse löste, wurde mir bewusst, dass dies mehr war als eine bloße physische Handlung – es war ein symbolischer

Moment eines Mutausbruchs an einem entscheidenden Punkt meines Lebens. Vor mir lag eine weitere Herausforderung, die das Vertraute von dem Unbekannten trennte, und in diesem Moment fühlte ich mich zerrissen. Es war, als stünde ich am Rand einer Klippe. Ich war gefangen zwischen dem Vertrauten, das mich zurückhielt, und dem ungewissen Ruf eines neuen Kapitels, das vor mir lag.

Dieser innere Zwiespalt spiegelte die Zerrissenheit wider, die oft den Beginn einer bedeutenden Veränderung markiert. Diese Schwelle, an der ich jetzt stand, erforderte von mir, tief aus meinem Reservoir an Mut und Entschlossenheit zu schöpfen. Meine bisherigen Erfahrungen und die tiefen Einblicke, die ich 1998 in der anthroposophischen Klinik gewonnen hatte, wurden zu meinem inneren Kompass.

Jede Herausforderung birgt einen Keim der Hoffnung.

Ich stand nicht nur vor der Herausforderung Krebs, sondern auch vor der Schwierigkeit, meine eigenen Ängste und Unsicherheiten zu überwinden. Ich erkannte, dass die Antwort nicht in der Außenwelt zu finden ist, sondern in mir selbst. Es ging um meine Selbstakzeptanz, den Glauben an meine eigene Stärke, meine Ressourcen und die Bereitschaft, den Ängsten zu begegnen, die mich zurückhielten.

Die Nachricht von meiner Krankheit wurde zum Wendepunkt, der mich zwang, alles zu hinterfragen – mein Leben, meine Gesundheit, meinen Glauben an mich, ja sogar meine eigene Endlichkeit. An diesem Wendepunkt meines Lebens stand ich nicht nur an der Schwelle zu einer neuen Etappe, sondern ich war auch bereit, eine tiefere Wahrheit über das Leben und meine Rolle darin anzunehmen. Mit jeder Träne, die auf das Lenkrad fiel, wurde mein nächster Schritt klarer. Keinesfalls wollte ich als Opfer der Umstände, sondern als Heldin meiner eigenen Geschichte hervorgehen. Meinen unerschütterlichen Glauben an die Möglichkeit von Heilung und Transformation nahm ich in der Ferne wahr. Wie konnte ich ihn wieder anzapfen?

Der Ruf des Abenteuers mag im Angesicht der Diagnose Krebs ironisch klingen. Wir stehen jedoch genauso wie der Held vor einer Herausforderung. Für uns ist es eine innere Herausforderung. Der Krebs ist in uns, in unserem Körper. Was müssen wir tun, um den Krebs wieder loszuwerden, damit er verschwindet, sich zurückzieht?

Reflexion 2. Etappe der Heldinnenreise:
Der Ruf des Abenteuers

Nimm dir einen Moment, um nach innen zu schauen und zu reflektieren: Was bedeutet diese Diagnose für dich? Vielleicht ist es eine Gelegenheit, dein Leben mit größerer Klarheit und nach deinen eigenen Werten neu auszurichten. Vielleicht findest du darin den Anstoß, mutig für deine Gesundheit und dein Wohlbefinden einzustehen und die Schritte zu unternehmen, die dich auf diesem Weg unterstützen.

Dieser Moment der Konfrontation mit einer Krebsdiagnose kennzeichnet den Beginn einer neuen Reise – deine ganz persönliche Heldinnenreise. Es ist ein Pfad, der tiefe Selbstkenntnis erfordert und die Fähigkeit, inmitten der Unsicherheit Schönheit und Sinn zu finden. Du hast die innere Stärke, diese Reise zu meistern. Und auf diesem Weg kannst du entdecken, dass deine größten Prüfungen zu Quellen einer unerwarteten Kraft und Erneuerung werden.

Erinnere dich daran, dass du nicht allein bist. Es gibt eine Gemeinschaft von Menschen, die ähnliche Wege beschritten haben und deren Geschichten und Erfahrungen Licht in dunkle Stunden bringen können. Nutze diese Verbindungen, um Kraft zu schöpfen und Inspiration zu finden.

Nimm dir die Zeit und schreib auf, welche Gefühle, Reaktionen und Emotionen bei dir aufgetaucht sind, als du das erste Mal hörtest: „Sie haben Krebs."

Schreib einfach drauflos.

Die zweite Etappe der Heldinnenreise, der Ruf des Abenteuers, markiert eine neue Richtung im Leben. Dieser Moment wird oft als Trennstrich zwischen dem Leben vor und dem Leben nach der Diagnose bezeichnet. Die meisten Menschen, bei denen Krebs diagnostiziert wurde, können genau sagen, was sie an diesem Tag gemacht haben, welches Datum es war, was sie gegessen haben, mit wem sie vorher gesprochen haben oder unterwegs gewesen waren, was sie anhatten, welchen Geruch sie in der Nase hatten etc.

Der Krebs ist in vielerlei Hinsicht ein raumfordernder Prozess. Er nimmt im Körper einen Raum ein, den er nicht beanspruchen sollte, und wird durch die bildgebenden Verfahren sichtbar. Diese physische Invasion kann das Leben auf den Kopf stellen und alltägliche Aktivitäten zu enormen Herausforderungen machen. Darüber hinaus verändert die Diagnose die emotionale Landschaft eines Menschen drastisch. Sie konfrontiert Betroffene und deren Umfeld mit ihren eigenen Ängsten, Unsicherheiten und tiefen inneren Konflikten.

In der psychosomatischen Medizin, einem Feld, das in den achtziger Jahren des letzten Jahrtausends von den Autoren Dahlke und Dethlefsen geprägt wurde, gilt der Körper (Soma) als Spiegel der Seele (Psyche). „Der Körper als Spiegel der Seele[13]" ist eines der Bücher der beiden Autoren. Darin wird darauf hingewiesen, dass der Krebs das vorlebt, was uns im Bewusstsein fehlt. Diese Perspektive betont, dass körperliche Symptome und Erkrankungen oft tiefere, seelische Ursachen haben können. Sie argumentieren, dass Krebs symbolisch für ungelöste seelische Konflikte, unterdrückte Emotionen oder unerfüllte Bedürfnisse stehen kann.

Rudolf Steiner, der Begründer der Anthroposophie, bietet eine ergänzende Sichtweise, indem er den Körper als Instrument sieht, durch das die Seele ihre Entwicklung vollziehen kann. Steiner betonte die Bedeutung des Zusammenspiels von Körper, Seele und Geist und sah Krankheiten als Gelegenheit zur inneren Weiterentwicklung und Bewusstseinsbildung. Diese Sichtweise harmoniert mit der von Dahlke und Dethlefsen, indem sie den Menschen dazu anregt, in den körperlichen Symptomen eine Möglichkeit zur Selbstreflexion und Transformation zu erkennen.

Indem wir uns mit diesen inneren Aspekten auseinandersetzen, haben wir die Möglichkeit, nicht nur körperliche Heilung zu erfahren, sondern auch seelische Klarheit und Wachstum zu erlangen. Diese Herangehensweise fordert uns auf, über die bloße Behandlung von Symptomen hinauszugehen und den Dialog mit unserem Inneren zu suchen. Wenn wir beginnen, das Zusammenspiel von Körper und Seele zu verstehen, eröffnet sich uns ein tieferes Verständnis von Gesundheit, das uns dazu ermutigt, proaktiv an unserer eigenen Heilung und Selbstverwirklichung zu arbeiten. So wird der Weg zur Genesung auch zu einer Reise der Selbsterkenntnis und Transformation.

In der Psychoonkologie war viele Jahre der Begriff der „Krebspersönlichkeit" prägend. Sie basiert auf der Annahme, dass bestimmte Persönlichkeitsmerkmale oder psychische Zustände das Risiko, an Krebs zu erkranken, erhöhen können. Schaue ich in mein Leben, erkenne ich, dass viele dieser Merkmale auf mich zutrafen und auch viele meiner Mitpatientinnen solche Persönlichkeitsmerkmale aufweisen, wie die Unterdrückung von Wut und Aggression. Wir nehmen uns selbst, unsere Gefühle, Wünsche und Bedürfnisse zurück. Dafür stellen wir die Ziele unseres Umfelds, sei es das familiäre oder das berufliche in den Vordergrund. Weil ich tiefer in dieses Feld eintauchen wollte, las ich um die Jahrtausendwende nicht nur die Bücher „Krankheit als Weg[14]" und „Krankheit als Symbol[15]", sondern absolvierte auch die Ausbildung als Beraterin in Psychosomatischer Medizin bei Dr. Ruediger Dahlke. Anfangs kam es mir egoistisch vor, dass ich meine eigenen Wünsche, Bedürfnisse und Gefühle wahrnehmen soll.

Der Begriff „Krebspersönlichkeit" begegnete mir 1998 das erste Mal und ich merkte 2005, wie Wut in mir aufsteigt. Wut darüber, dass ich scheinbar nichts gelernt hatte. Diese Wut, ja schon innerer Zorn über mich selbst, nahm ich bewusst wahr. Ich ließ die Energie aufsteigen, bat das Universum um Führung und legte meine linke Hand mit der Handfläche auf meine rechte Brust. Ich fühlte Liebe. Liebe für mich, für die Situation, in der ich steckte. Liebe um mich herum, eingehüllt in eine sanfte, weiche, wohlfühlende Energie. Ich spürte Liebe in mir für mich. Ich nahm mich wahr. Als ich die Worte „Ich liebe mich." dachte, flossen Tränen.

Hast du dir schon einmal gesagt, dass du dich liebst?

Die Spiegelübung

Nimm dir einen Moment Zeit und stell dich vor den Spiegel. Schau dir selbst tief in die Augen. Der direkte Blickkontakt mit dir selbst kann anfangs ungewohnt sein, doch er ist entscheidend für diese Übung. Solltest du noch nicht dafür bereit sein, dann nimm diese Übung später oder morgen noch einmal auf. Ich verstehe dich gut, denn ich brauchte auch einige Zeit, bis ich mir selbst in die Augen schauen konnte. Noch heute mache ich es viel zu selten, sondern schaue immer nur in den Spiegel, ob alles in Ordnung ist.

Wenn du so weit bist, dass du deinen Blick erwidern kannst, dann sag dir, deinem Spiegelbild: Ich liebe dich. Ist auch dies für dich ungewohnt, dann denke erst einmal nur den Gedanken und sag dir in ein paar Tagen, wenn du dich mit dieser Übung sicher fühlst, sodass du es deutlich hören kannst: Ich liebe dich.

Nutze diesen Moment, um über deine Gefühle und Gedanken nachzudenken. Was siehst du in deinen Augen? Welche Emotionen kommen auf? Sei dir selbst gegenüber ehrlich und erlaube dir, jede Empfindung anzunehmen.

Wiederhole die Übung täglich, bis du dich mit ihr rundum wohlfühlst. Setze sie auch dann weiterhin fort, sodass du die positiven Effekte dieser Übung, die durch Louise Hay populär geworden ist, spürbar wahrnehmen kannst.

Die Amerikanerin Louise Hay war eine bekannte Motivationsautorin und eine zentrale Figur der Selbsthilfebewegung, die vor allem durch ihr einflussreiches Buch „Heile deinen Körper“[16] bekannt wurde. Sie setzte sich für die kraftvolle Verbindung zwischen Geist und Körper ein und inspirierte Millionen Menschen dazu, persönliche Entwicklung und Heilung durch positives Denken und Affirmationen zu fördern. Ihr Vermächtnis stärkt weiterhin weltweit Individuen, ihr Leben durch Selbstbewusstsein und emotionale Widerstandskraft zu transformieren.

Die heutige Psychoonkologie konzentriert sich mehr auf die Unterstützung und Betreuung von Krebspatienten, um deren psychische Gesundheit und Lebensqualität zu verbessern, als auf die Suche nach vermeintlichen Persönlichkeitsfaktoren, die Krebs verursachen können.

3. ETAPPE: ZWISCHEN ZÖGERN UND SELBSTBESTIMMUNG

Die Weigerung des Rufs: Der Held zögert das Abenteuer heraus oder lehnt es zunächst ab.

Alternative Therapien, Ablehnung der Mastektomie[17]

Zwischen Weihnachten und Silvester 1997, während die restlichen Vanillekipferl, Lebkuchen und Spekulatius verzehrt und die mit Pflaumenmus gefüllten Berliner duftend aus den Bäckereien nach Hause getragen wurden, kotzte ich mir die Seele aus dem Leib. Meine Gesichtszüge entstellten sich, mir lief der Speichel aus den Mundwinkeln und mein Immunsystem kollabierte. Ich bekam Schüttelfrost, zitterte und ein Gitter wurde in mein Krankenbett eingehängt, damit ich nicht hinausfiel. Mein Abwehrsystem brach zusammen, weiße Blutkörperchen waren kaum noch vorhanden. Ich kam auf die Isolierstation, damit ich mir keine fremden Keime einfing.

Hurra, ein Einzelzimmer, kein fremdes Schnarchen, keine anderen Gerüche, kein unbekannter Besuch. Nur ich. Das Einzelzimmer nahm ich als Entschädigung für die krassen Nebenwirkungen dankbar an. Ärzte, Pflegepersonal und Therapeuten reduzierten ihre Visiten auf das Notwendigste. Ich war mit mir allein. Mit meinen Gedanken. Meine Ablehnung gegenüber dieser Therapie stieg. Sie ergab für mich keinen Sinn. Muss ich mich wirklich so schlecht fühlen, um gesund zu werden? Ich hatte unendlich viele Fragezeichen im Kopf. Die Funktion meiner inneren Organe wurde überprüft. Furcht, dass sie ebenfalls kollabierten, stieg in mir auf. Nur hier rumliegen und nichts tun, das konnte es ja wohl auch nicht sein. Ich wollte für mich selbst etwas tun, mich an meiner Heilung beteiligen, konnte jedoch nur aus dem Fenster blicken. Beim Lesen verschwammen noch immer die Zeilen und mir wurde schwindlig.

Damals, 1997, konnte ich noch nicht visualisieren oder meditieren. Zeit dafür hätte ich gehabt. Und auch das Klopfen der Thymusdrüse lernte ich erst später durch eine Mitpatientin kennen. Seit dieser Erfahrung hinterfrage ich Therapien. Weil ich keine andere Lösung hatte, durchlief ich einen weiteren Zyklus. Die Therapie war jedoch erfolglos und wurde deshalb vorzeitig abgebrochen. Ich entschied mich später gegen eine Fortsetzung.

Das Klopfen der Thymusdrüse

Der Thymus, oft auch Thymusdrüse genannt, ist eine Drüse des lymphatischen Systems von Wirbeltieren und somit Teil des Immunsystems. Das Organ befindet sich bei Säugetieren – also auch bei uns Menschen

– kopfwärts (kranial) des Herzens im Mittelfell hinter dem Brustbein. Sie spielt insbesondere bei der Produktion und Reifung von T-Zellen, die für die Abwehr von Infektionen verantwortlich sind, eine wichtige Rolle. Die Thymusdrüse liegt etwa in der Mitte der Brust, unmittelbar unterhalb des Schlüsselbeins. Der Thymus prägt als lymphatisches Organ die spezifische Abwehr aus – die T-Lymphozyten. Im erwachsenen Alter bildet er sich zurück und es bleibt nur noch ein Restkörper übrig.

Ich klopfte 100 Mal, machte eine Pause und klopfte wieder. (Verwende die Fingerkuppen oder die Faust. Klopfe sanft und rhythmisch auf die Stelle der Thymusdrüse.) Ich hatte Zeit, klopfte immer und immer wieder und stellte mir vor, wie sich die T-Helferzellen vermehren und in meinem Körper ausbreiten. Die Blutkontrolle am folgenden Tag zeigte einen – von den Ärzten unerwarteten – Anstieg, sodass ich nach Hause gedurft hätte. Doch wollten sie es am Montag erneut überprüfen, da sie dem vorliegenden Ergebnis nicht trauten.

Auch wenn manches unlogisch oder unmöglich erscheint, so ist der Glaube an sich und seine körpereigenen Heilungskräfte durchaus ein wichtiger Aspekt bei der Gesundung.

2005 saß ich wieder in der anthroposophischen Klinik in Arlesheim in der Schweiz und hole mir wegen des Verdachts auf Mamma Ca[18] eine zweite Meinung ein. Mit meinem Arzt bespreche ich die kommenden Wochen. Die Misteltherapie nehme ich wieder auf.

Die Mistel

Als Heilpflanze in der Krebstherapie wurde die Mistel von Rudolf Steiner[19]entdeckt. Die Ärztin Dr. Ita Wegmann griff die Anregungen des Wissenschaftlers und Philosophen auf und entwickelte zusammen mit einem Züricher Apotheker 1917 das erste Mistelpräparat. Heutzutage zählt laut Annette Bopp[20] die Misteltherapie zu den biologischen Standardbehandlungen bei Krebs und ist ihr zufolge mit über 100 klinischen Studien eines der am besten untersuchten Verfahren der Komplementärmedizin. Das Mistelpräparat wird laut Bopp von etwa der Hälfte aller Tumorpatientinnen angewendet[21]. Das ganzheitliche Konzept der Misteltherapie zielt nicht nur auf den physischen Tumor ab, sondern behandelt den Menschen in seiner Ganzheit – körperlich, seelisch und geistig.

Misteltherapie

Die Misteltherapie in der Lukas-Klinik in Arlesheim kennenzulernen, war für mich ein Aha-Moment. Von 1998 an, als ich diese kraftvolle Behandlungsmethode kennenlernte, bis zum Beginn meiner Schwangerschaft, wurde sie mein treuer Begleiter im Leben mit meiner ersten Krebsdiagnose. Zweimal wöchentlich unter die Haut injiziert, empfand ich die Therapie als meine Verbündete. Sie stärkte nicht nur mein

Immunsystem, sondern erhöhte auch meine Körpertemperatur und verbesserte mein allgemeines Wohlbefinden erheblich.

Die Körpertemperatur liegt nämlich bei Krebspatienten meist unter 37 Grad. Ich erinnere mich an Temperaturen um die 34 / 35 Grad Celsius.

Während der Schwangerschaft setzte ich die Mistel ab und nach der Geburt meiner Tochter ließ meine Disziplin nach. Ich fand nicht mehr die Kraft, die Nadel selbst zu setzen. Doch die Diagnose Brustkrebs brachte eine neue Dringlichkeit mit sich, und ich kehrte zu dieser bewährten Methode zurück.

Die Mistel selbst ist ein bemerkenswerter Hemi-Parasit, der auf Bäumen wächst, ohne diese zu schwächen, und sogar im Winter blüht. Aus ihr wird in einem sorgfältigen Verfahren ein Heilmittel gewonnen, das entweder subkutan oder intravenös verabreicht wird.

Mit meinem anthroposophischen Arzt plante ich 2005 erneut einen stationären Aufenthalt. Hier war ich wieder, an meinem Kraftort in der Schweiz. 1998 hatte ich das erste Mal meinen Fuß auf dieses Gelände gesetzt. Unsicher. Schüchtern. Ängstlich. Was wird hier passieren, was mit mir gemacht? Was ist hier anders als in einer klassischen Klinik? Was werde ich hier lernen, wie werden wir mein Immunsystem und meine Ich-Kräfte stärken?

Beim Eintreffen begrüßte mich eine freundliche Rezeptionistin. Genau wie damals, 1998, hatte ich das Gefühl, dass es dieser Ort ist, an dem ich Heilung erfahre. Noch vor ein paar Jahren hatte ich keine Ahnung, was Anthroposophie ist, und bis ich das Wort richtig schreiben konnte, hatte es eine ganze Weile gedauert. Immer wieder vergaß ich, wo das H hingehört. Mein Aufenthalt dort hatte mich jedoch so geprägt, dass ich meine Tochter direkt nach ihrer Geburt in dem nächstgelegenen Waldorfkindergarten auf die Warteliste habe setzen lassen. Denn: In der Klinik hatte ich das erste Mal die ganzheitliche Sichtweise auf mich als Mensch und auch auf die Erkrankung an sich kennengelernt. Frische Luft, Spaziergänge in dem kleinen Park, in den die Klinik eingebettet ist, die Stimmen der Vögel, wenn ich das Fenster öffnete, keine lauten Apparate, die auf den Fluren schepperten, kein Flutlicht, das einem morgens das Blut in den Adern gefrieren ließ, wenn die Ärzte vor dem Aufwachen auf Visite kamen. Hier ist es, als gäbe es einen Schalldämpfer. Manchmal fühlte ich mich wie auf Wolken gebettet und von Engeln gepflegt. Jedes Wort, jeder Blick, jede Geste – Menschlichkeit – Mensch sein. Diese Entwicklung wollte ich auch meiner Tochter ermöglichen. Mensch sein, bleiben und werden. Sich spüren und wahrnehmen. Sich selbst und seine eigenen Gefühle, Wünsche und Bedürfnisse – nicht nur nach der Pfeife und der Agenda der anderen tanzen. Sondern ich tanze mit mir auf meiner Hochzeit. Mit meiner Heilung.

Die Förderung des eigenen Ichs durch kreative Therapien, die Stärkung des Immunsystems durch gezielte Heilmittel und die bewusste Wahrnehmung des Lebensrhythmus wurden für mich essenziell. Immer noch haderte ich mit mir und mit der Situation und weigerte mich zu akzeptieren, dass ich meine Brust operativ entfernen lassen muss. Ich wollte alles mir Mögliche dafür tun, um das Blatt zu wenden und meine Brüste zu behalten.

Die anthroposophische Medizin ist eine ganzheitliche Heilmethode, die ebenfalls auf den Lehren von Rudolf Steiner basiert. Diese Ansätze kombinieren moderne medizinische Erkenntnisse mit spirituellen und künstlerischen Elementen, um Körper, Geist und Seele in Einklang zu bringen.

Die Kernprinzipien

Ganzheitlicher Ansatz: Anthroposophische Therapien betrachten den Menschen als eine Einheit aus Körper, Seele und Geist. Jede Behandlung zielt darauf ab, das Gleichgewicht zwischen diesen drei Aspekten wiederherzustellen und zu stärken.

Personalisierte Betreuung: Jede Therapie wird individuell auf die spezifischen Bedürfnisse und Lebensumstände der Person abgestimmt. Es gibt keine Einheitslösungen; stattdessen wird jeder Mensch in seiner Einzigartigkeit gesehen und behandelt.

Natürliche Heilmittel: Anthroposophische Therapien verwenden natürliche Substanzen wie Heilpflanzen, Mineralien und Metalle. Diese unterstützen den Heilungsprozess des Körpers auf sanfte Weise und fördern die Selbstheilungskräfte.

Künstlerische Therapien: Zu den anthroposophischen Methoden gehören auch künstlerische Therapien wie Malen, Musik, Sprachgestaltung, Plastizieren und Heileurythmie (eine Bewegungstherapie). Diese kreativen Ansätze helfen, innere Blockaden zu lösen und den Heilungsprozess zu unterstützen.

Spirituelle Dimension: Die Therapien berücksichtigen die spirituelle Entwicklung des Menschen. Achtsamkeitspraktiken können ebenso Teil des Heilungsprozesses sein wie die Biografiearbeit, um inneren Frieden und Klarheit zu finden.

Anthroposophische Therapien bieten einen tiefgreifenden, ganzheitlichen Weg zur Gesundheit. Sie ermutigen dazu, aktiv an der eigenen Heilung mitzuwirken und dabei Körper, Geist und Seele in Einklang zu bringen. In einer Welt, die oft nur Symptome behandelt, bieten sie einen Weg, der das gesamte Wesen des Menschen berücksichtigt und stärkt.

Die Gesundheit und das Wohlbefinden unseres Körpers und unseres Geistes zu priorisieren, bedeutet auch, in jeder Kommunikationssituation, besonders in Arztgesprächen, Mut an den Tag zu legen. Fragen zu stellen, Unklarheiten zu beseitigen und sich Wörter erklären zu lassen, gehört von jetzt an dazu. Das medizinische Personal hat seine Fachsprache, die wir als Patientinnen kennenlernen und ihr neugierig gegenübertreten dürfen. Wir dürfen uns erklären lassen, was wir noch nicht verstanden haben. Wenn das Gesagte für mich unverständlich ist, fühle ich mich klein und unwissend und ziehe mich zurück. Ich will dem Krebs jedoch mit meiner Persönlichkeit begegnen und seine Forderung nach immer mehr Raum stoppen, besser noch verringern. Dann darf ich Raum fordern, meine eigenen Entscheidungen treffen und Verantwortung für mich und für mein Leben übernehmen.

In der Einleitung habe ich von der Selbstwirksamkeit gesprochen. An dieser Stelle komme ich zum Empowerment. Empowerment bedeutet, Menschen zu befähigen, Kontrolle über ihr eigenes Leben zu gewinnen und selbstbestimmte Entscheidungen zu treffen. Es umfasst die Förderung von Fähigkeiten, Wissen und Selbstbewusstsein, um persönliche oder gemeinschaftliche Ziele zu erreichen. Die Kernaspekte des Empowerments sind zum einen die Selbstbestimmung, also die Fähigkeit, eigene Entscheidungen zu treffen, und zum anderen Ressourcenaktivierung, die den Zugang zu Informationen, Unterstützung und Werkzeugen ermöglicht, um Veränderungen herbeizuführen. Die dritte Säule des Empowerments ist die Partizipation: die aktive Beteiligung an Prozessen, die das eigene Leben beeinflussen.

Zwischen Empowerment und Selbstwirksamkeit besteht ein Zusammenhang: Beide Konzepte zielen darauf ab, Menschen in die Lage zu versetzen, ihr Leben aktiv und positiv zu gestalten. Empowerment stärkt oft die Selbstwirksamkeit, indem es Menschen mit den Mitteln und dem Wissen ausstattet, ihre Fähigkeiten effektiv einzusetzen. Umgekehrt kann ein starkes Gefühl der Selbstwirksamkeit das Empowerment fördern, da Menschen eher geneigt sind, Verantwortung für ihr Handeln zu übernehmen und ihre Ziele zu verfolgen. Zusammenfassend lässt sich sagen, dass Empowerment und Selbstwirksamkeit zwar unterschiedliche Konzepte sind, aber eng zusammenhängen und sich gegenseitig bestärken. Empowerment schafft die Rahmenbedingungen und die Ressourcen, damit dic Menschen ihre Selbstwirksamkeit entwickeln und nutzen können. Diese beiden Aspekte der Selbstbestimmung sind grundlegend, um sich selbst treu zu bleiben, wenn man sich klein fühlt, weil das Gesagte unverständlich ist.

Wie soll ich Entscheidungen treffen, die mein Leben und meinen Tod betreffen, wenn ich nicht verstehe, worum es geht? Ich habe gelernt, dass es von unschätzbarem Wert ist, klar und bestimmt aufzutreten, gut informiert zu sein und aktiv die Verantwortung für das eigene Leben zu übernehmen. Diese Haltung ermöglicht es uns, als das Individuum wahrgenommen zu werden, das wir sind – mit all unseren Gefühlen, Emotionen, Bedürfnissen, Wünschen und der berechtigten

Forderung nach einer Behandlung, die uns nicht nur als Fallnummer sieht. Zweifel werden ansonsten die ständigen Begleiter sein.

Bin ich gut informiert, kann ich Entscheidungen treffen, hinter denen ich einhundertprozentig stehe. Wichtig ist, sich bewusst zu machen, was ich wirklich will, wie ich leben und in welchem Umfeld ich gegebenenfalls sterben möchte. Mit dieser Klarheit ausgestattet, kannst du dir gezielt Unterstützung suchen und findest dich in einer Position wieder, in der du die Kontrolle über deine Behandlungswege behältst. Eine solche Haltung verändert alles – sie beeinflusst, wie du Behandlungen und Therapien angehst, und macht den Weg frei, dies nicht allein, sondern mit Unterstützung zu tun.

Tipp:

Denk daran, dass du als Patientin das Recht hast, deine vollständige Patientenakte einzusehen. Nutze dieses Recht, um informierte Entscheidungen treffen zu können. Lass dir alle Berichte geben und ließ sie dir durch. Im Internet findest du die Erklärung der Begriffe, die verwendet werden.

Ein persönliches Erlebnis, das mir immer wieder in Erinnerung ruft, wie wichtig es ist, standhaft bei seinen Entscheidungen zu bleiben, war ein Arztgespräch, in dem ich aufgefordert wurde, meine Entscheidungen zu überdenken. Nach mehreren Lumpektomien[22] und kontinuierlich neu auftretenden Knoten in meiner Brust, äußerte meine Ärztin ihre tiefe Sorge um eine potenzielle Streuung. In diesem Moment war es für mich entscheidend, offen über meine Ängste und Bedenken zu sprechen, die verschiedenen Optionen abzuwägen und deutlich zu machen, dass meine Entscheidung gegen eine Mastektomie und gegen die konventionellen Therapien wohldurchdacht ist.

Dein Weg kann ein ganz anderer sein. Der Weg, den ich gegangen bin und gehe, ist der Richtige für mich. Dein Weg ist dein Weg! Wäge die Impulse ab, die ich dir in diesem Buch gebe, prüfe sie genau an und entscheide, ob sie für dich stimmig sind.

Eine weitere tiefgreifende Lektion, die ich gelernt habe: Es war nie die Angst vor der Ausbreitung, die mich nachts wachhielt, sondern die Sorge um neue Knoten, die Begrenzung des Krebses auf meine Brust. Im Rückblick erkannte ich die Ironie dieser Gedanken. Als ich dieses innere Dilemma meinen Ärztinnen offenbarte, stand ich fest zu meiner Überzeugung: Gegen meine Intuition kann und will ich nicht handeln. Mein Pfad mag ungewöhnlich sein, doch jede Entscheidung, die gegen mein Gefühl geht, wäre für mich undenkbar. Diese Wahl, so persönlich sie auch ist, wurde schließlich respektiert. Das zeigt, dass unsere Entscheidungen individuell und zutiefst persönlich sind. Meine Freundinnen oder auch Klientinnen unterstütze ich in ihren Entscheidungen, ohne ihnen meine Ansichten aufzudrängen, jedoch mit direkten Hinweisen und Impulsen, über sich selbst und die Situation nachzudenken und sie zu hinterfragen.

Wir alle tragen einzigartige Perspektiven, Gedanken und Ängste in uns.

Eine Ärztin teilte mit mir, warum sie immer sofort eine Mastektomie wählen würde: Sie könne ihre Brust nicht mehr liebhaben. Ein Gedanke, auf den ich nie gekommen wäre, obwohl ich als Teenie meine Brüste immer hatte loswerden wollen und sie mir beim Sport im Weg waren. Das unterstreicht, wie individuell unsere Wege und Entscheidungen sind.

Es geht darum, sich selbst treu zu bleiben, mutig zu sein und die eigene Gesundheit aktiv zu gestalten.

Deine Entscheidungen formen deinen Weg.

Sie gestalten dein Wohlbefinden.

Tipp „Sei vorbereitet und stell Fragen"

Zur Vorbereitung auf die Gespräche mit den Ärztinnen lese ich in meinem Notizbüchlein. Ich trage es in den Gesprächen bei mir, um Stichpunkte und neue Informationen zu notieren. Die Fragen, die ich stellen möchte, schreibe ich mir meistens auf den hinteren Seiten auf. Fragen zu stellen ist wichtig, denn nur so bekomme ich Antworten. Ich darf mir auch erlauben nachzuhaken, wenn ich etwas nicht verstanden habe!

Als mir mitgeteilt wurde, dass ich mich einer Strahlentherapie unterziehen sollte, hatte ich ganz viele Fragezeichen im Kopf. Noch heute bin ich einem Arzt ganz besonders dankbar, dass er mich mit Fragen, die ich den Onkologen und Strahlenspezialisten stellen konnte, unterstützt hat. Durch die Fragen, die ich stellte, und die Antworten der Ärztinnen konnte ich mir ein besseres Bild von der Situation und den Nebenwirkungen machen. Durch diese wiederholten Fragen bekam ich mehr Klarheit und konnte für mich die Entscheidung treffen, ob ich der Therapie zustimme oder sie ablehne.

Tipp „Zweitmeinung einholen“

Hol dir eine Zweit- oder sogar eine Drittmeinung ein.

1997 ging ich sowohl in die erste Biopsie als auch in die anschließende Chemotherapie, ohne zuvor eine zweite Meinung einzuholen. Mir wurde gesagt, dass es sehr schnell gehen müsse und ich keine Zeit verlieren dürfe, da der Tumor bereits sehr groß sei. So bin ich mehr oder weniger Hals über Kopf im Krankenhaus gelandet und hatte keine Ahnung, was dort mit mir gemacht wird.

Mein Vater rannte ohne mein Wissen los, erkundigte sich und gab mir seine Erkenntnisse weiter. Seitdem hole ich mir immer eine Zweit- oder sogar Drittmeinung ein. Schon allein aus dem Grund, weil es um mein Leben geht, möchte ich unterschiedliche Meinungen hören, um mir ein besseres Bild von der Situation machen zu können. Je mehr Informationen ich mir beschaffe, desto informierter bin ich. Klar, schaue ich auch links und rechts des Weges, nehme mal einen unbekannten Pfad oder baue mir selbst eine Brücke, um ans andere Ufer zu gelangen und von dort aus die Situation zu betrachten.

Auch 2005 wurde mir ein schnelles Handeln empfohlen. Ich tat das Gegenteil und trat bewusst auf die Bremse. Keine unüberlegten Entscheidungen, keine Therapien, ohne dass ich wusste, welche Nebenwirkungen auftreten könnten.

Reflexion 3. Etappe der Heldinnenreise:
Die Weigerung des Rufs

Meine Empfehlung für dich: Nimm dir ein paar Minuten Zeit, besorge dir Zettel und Stift und reflektiere über eine Zeit in deinem Leben, z. B. wie es in der Schule war und wie es anschließend weiterging, welche Gefühle du hattest, als du deine gewohnte Umgebung, die Schule, verlassen hast, um ins Berufsleben einzusteigen und ob du Deinen Traumberuf ausübst. Welche Informationen hast du damals benötigt, um eine für dich stimmige Entscheidung treffen zu können? Hast du dir genügend Zeit genommen, um alle Konsequenzen abzuwägen? Nach welchen Kriterien hast du dich entschieden? Was hat in Deiner Entscheidungsfindung eine Rolle gespielt? Schreibe die Details auf und fasse das Ergebnis zusammen.

Denke an eine Situation in der Vergangenheit (vor der Diagnose Krebs), in der du dich unsicher oder ängstlich gefühlt hast. Was hat dir geholfen, diese Gefühle zu überwinden und mutig voranzuschreiten? Wie kannst du diese Erfahrung nutzen, um die jetzige Herausforderung anzunehmen? Mache dir ein paar Notizen.

> Hast du eine ärztliche Zweitmeinung eingeholt oder alternative Therapien in Betracht gezogen?
>
> Welche Erkenntnisse hast du daraus gewonnen und wie beeinflussen sie deine Entscheidung?

Die dritte Etappe der Heldinnenreise, die Weigerung, ist eine Phase des Zögerns und der Selbstbestimmung. Diese Übungen unterstützen dich dabei, deine Ängste und Zweifel zu erkennen, zu überwinden und mutig die ersten Schritte ins Unbekannte zu wagen, um deine Reise fortzusetzen.

Der Weg zur Selbstbestimmung auf meiner medizinischen Reise hat mir gezeigt, wie wertvoll es ist, informierte Entscheidungen zu treffen und alle verfügbaren Optionen zu erkunden. Die Zeit in der anthroposophischen Klinik hat mir eine ganzheitliche Sichtweise auf Heilung eröffnet, die Körper, Geist und Seele in Einklang bringt. Diese Erfahrungen haben mich gelehrt, dass persönliches Wachstum oft aus den mutigsten Entscheidungen resultiert und dass Selbstfürsorge Priorität haben sollte. In jeder Phase meiner Reise habe ich gelernt, dass wir die Kraft besitzen, unseren eigenen Weg zur Heilung zu finden. Meine innere Zerrissenheit und die Angst vor der Mastektomie und dem Wie-Werde-Ich-Sterben oder Wie-Überleben drehten sich in mir in einer Endlosschleife.

4. ETAPPE: EINE BEGEGNUNG, DIE ALLES ÄNDERT

Die Begegnung mit dem Mentor: Der Held trifft auf eine Figur, die ihn berät oder zum Abenteuer ermutigt.

Oase der Ruhe

Grauer, strubbeliger Schopf, strahlende Augen, ein herzliches Lachen. Dieses freundliche Wesen saß mir schräg gegenüber am Tisch. Sie feierte ein paar Tage später ihren 50. Geburtstag und hatte gerade ihr erstes Buch veröffentlicht. Wow, ich bewunderte ihre Energie, ihre Umsetzungskraft, ihre Ausstrahlung. In dem Speisesaal saßen zu neunzig Prozent Frauen. Hier und da ertönte mal die Stimme eines Mannes, eher zurückhaltend und fast schüchtern bei so vielen Frauen. An diesem erholsamen Ort war ich mit Mitte Dreißig mit Abstand die Jüngste. Mein Smartphone hatte „Urlaub", Radio oder Fernseher gab es hier nicht. Ohne jegliche Ablenkung konzentrierte ich mich auf meine Heilung. Meine Ärztin sprach mich bei unserer ersten

Begegnung auf meinen schwarzen BH und Slip an. In Gedanken ging ich meinen Kleiderschrank zu Hause durch. Da hing viel Schwarzes, und auch an der Garderobe. Diese Kleidungsstücke hatten sich der Einfachheit halber eingeschlichen. Früher hatte ich lieber helle Farben und im Sommer gerne weiße Oberteile getragen. Das strahlt für mich Frische, Klarheit und Freundlichkeit aus. Bis ich in den Spiegel geblickt und entsetzt große orangefarbige Schweißränder unter meinen Achseln entdeckt hatte. „Auch das noch." Riechen konnte ich mich schon lange nicht mehr und ich ekelte mich vor mir selbst. Seit Wochen, ja seit Monaten, hatte ich einen für mich ekelerregenden Körpergeruch. Waschen, Deo – nichts half. Ich stank und das war mir unangenehm.

Heute weiß ich, dass mein Körper sich entgiftete. Er hatte all die Giftstoffe über die Haut ausgeschieden, die er gezwungen wurde aufzunehmen. Er säuberte sich von innen und transportierte den Abfall an die Oberfläche, schob ihn durch die Poren, und meine Kleidungsstücke nahmen die Feuchtigkeit auf. Beim Verdunsten entstanden diese Ränder. Warum Orange? Das habe ich mich lange Zeit auch gefragt. Meine Erklärung: Das konnten nur die Medikamente sein, die ich im Zuge meiner ersten Krebserkrankung eingenommen hatte, denn vorher hatte ich zwar auch Schweißränder, jedoch waren die weder stinkend noch orange.

Meine Lösung für dieses offensichtlich unangenehme Problem: schwarze Kleidung. Selbst mit einem 60-Grad-Waschprogramm bekam ich die Ränder nicht vollständig aus meinen Klamotten. Alles Helle und Weiße – vom Unterhemd bis zum Business-Blazer – hatte ich damals entsorgt. Ich hatte nur das behalten, was noch wirklich sauber und geruchsneutral geblieben ist. Über Jahre haben mich diese Ausdünstungen begleitet. Klar gibt es mittlerweile wieder fröhliche, helle, bunte Oberteile, doch ein paar schwarze Teilchen sind mir geblieben. So auch meine Unterwäsche.

Schwarz symbolisiert einerseits Isolation und Einsamkeit und steht für das Gefühl, abgeschnitten zu sein – von anderen Menschen oder von den eigenen inneren Ressourcen. Diese Isolation kann ein tiefes Gefühl der Einsamkeit und Verzweiflung hervorrufen. Es ist die Farbe, die oft mit Dunkelheit und Hoffnungslosigkeit assoziiert wird. Ein Übermaß an Schwarz kann bedrückend wirken und das Gefühl vermitteln, in einer ausweglosen Situation festzustecken. In Deutschland ist Schwarz traditionell die Farbe der Trauer und des Verlusts. Es steht für das Ende und den Abschied, was schmerzhafte Emotionen hervorrufen kann. Diese Assoziation kann an die eigenen Verluste und tiefen emotionalen Wunden erinnern. Schwarz kann Blockaden und Hindernisse symbolisieren. Es repräsentiert Momente, in denen man sich gefangen oder blockiert fühlt, ohne einen klaren Weg nach vorne. Diese Gefühle können lähmend wirken und das Vorankommen erschweren. Befinde ich mich in der Krise, verstärkt die Farbe Schwarz das Negative und kann mich so tiefer in den Abwärtsstrudel hinunterziehen.

Dieser Hinweis meiner Ärztin war für mich ein Aha-Moment. Ich wollte leben. Mit all meiner Kraft dem Krebs die Stirn bieten und erneut dem Tod von der Schippe springen. Diese kleine unscheinbare Bemerkung ist noch heute so präsent wie damals. Ich sehe das Zimmer vor mir, in dem unser Gespräch stattgefunden hatte, erinnere mich an den Blick aus dem Fenster in die Natur, in das Grün der Blätter, und höre die Vögel zwitschern. Sie schaute mich an, tastete meinen Körper ab, nahm mich wahr. Ihr Blick war forschend. Neben den klassisch anthroposophischen Therapien[23] verordnete sie mir über die kommenden Wochen zahlreiche Spaziergänge in der Natur und Tau treten am Morgen. Ich erinnere mich an meine erste Farblichttherapie, die wohltuende Wirkung der Farben auf meiner Haut und an Goethes Farbenlehre.

Wirke ich durch meine Kleidung, durch Bilder an der Wand oder getönte Gläser (spezielle Brillen) mit den Spektralfarben Rot, Gelb, Blau, Orange, Grün und Lila von außen auf meinen Gemütszustand ein, ändert dies meine Stimmung. Rot kann Energie und Leidenschaft symbolisieren, während Blau Ruhe und Gelassenheit vermittelt. Diese Farben helfen uns, unsere Welt intensiver und bewusster wahrzunehmen. Sie bieten uns Orientierung und beeinflussen auf subtile Weise unsere Stimmungen.

Fortan betrachte ich meine Kleidung als meine zweite Haut. Was will ich meinem Körper mitteilen? Das Material, aus dem meine Kleidungsstücke hergestellt wurden, sowie die Qualität spielen ebenfalls eine entscheidende Rolle für mein Wohlbefinden. Naturfasern wie Wolle, Baumwolle, Leinen und Seide fühlen sich auf meiner Haut anders an als künstliche Fasern. Wolle ist wärmend und reguliert die Temperatur, während Baumwolle weich und atmungsaktiv ist. Leinen kühlt und bleibt frisch, besonders im Sommer, während Seide einen luxuriösen Touch verleiht und gleichzeitig sanft zur Haut ist. Diese natürlichen Materialien unterstützen den Entgiftungsprozess meines Körpers, indem sie die Feuchtigkeit besser aufnehmen und verdunsten lassen. Im Gegensatz dazu fühlen sich künstliche Fasern wie Polyester und Nylon fremd an auf meiner Haut. Sie lassen oft weniger Luft durch, stauen die Feuchtigkeit und können das Gefühl von Frische und Reinheit beeinträchtigen. Die Chemikalien, mit denen diese Fasern behandelt werden, irritieren meine Haut zusätzlich. Durch diese Erkenntnisse habe ich gelernt, bewusster mit meiner Kleidung umzugehen. Ich wähle Materialien, die mir guttun und meinen Heilungsprozess unterstützen. Dieser achtsame Umgang mit meiner zweiten Haut ist ein weiterer Schritt auf meinem Weg zu mehr Wohlbefinden und innerer Stärke. Indem ich bewusst Bio-Baumwolle oder Bio-Leinen wähle, setze ich ein Zeichen für Nachhaltigkeit und sorge gleichzeitig dafür, dass meine Haut nur mit natürlichen Materialien in Berührung kommt. Weil mir immer kalt war, hüllte ich mich in wärmende Materialien, zog gefilzte Puls- und Nierenwärmer, einen wollenen Foulard und gefilzte Hausschuhe an.

Frische Bettwäsche an sich ist für mich schon ein Highlight, wenn ich schlafen gehe. Doch nach einem anstrengenden Tag in frisch bezogene Leinenbettwäsche zu schlüpfen, ist für mich etwas ganz Besonderes. Es fühlt sich an, als würde alles von mir abfallen. Der weiche, kühlende Stoff umhüllt meinen Körper sanft und nimmt jede Anspannung und jeden Stress des Tages mit sich fort. Es ist, als ob ich in einen Kokon aus reinster Natur eintauche, der mir Geborgenheit und Ruhe schenkt. Ich schlafe ein, wie im siebten Himmel, getragen von einer Wolke aus Komfort und Reinheit. Jeder Atemzug fühlt sich klarer an, jeder Moment intensiver, und ich wache erfrischt und erholt auf, bereit, dem neuen Tag mit all seiner Schönheit und seinen Herausforderungen entgegenzutreten.

In diesen wohltuenden Momenten der Ruhe merke ich immer wieder, wie sehr ich mich nach ungestörter Zeit sehne – fernab von der ständigen Ablenkung durch Handy und Internet.

An diesem Ort, an dem es weder Radio noch Fernseher gibt, kein Kino in der Nähe ist, sondern biologisch-dynamische Landwirtschaft und Wälder die Umgebung prägen, werden am Abend Vorträge über die Zusammenhänge von Heilung, das Betrachten von Bäumen, der Natur und den Sternen, Chorgesang, tänzerische Bewegungen, Live-Klaviermusik und sonntags klassische Konzerte angeboten. Es ist ein Ort, der Heilung ausstrahlt. Dorthinein einzutauchen, fiel mir leicht. Ich ließ mich auf diese Energie ein und konnte ganz bei mir sein, ohne Ablenkung. Ich entschied mich sogar, meine Mahlzeiten im stillen Zimmer einzunehmen und die Lebensmittel auf mich wirken zu lassen.

Ich tauche in meinen Heilungsprozess ein.

Keine Handystrahlung, keine Reize, die mich von meinem Ziel ablenken: Leben! Ich mache eine Pause und habe Zeit für mich, für meine Heilung.

Mein Handy hatte ich am ersten Tag in das Schließfach gesteckt, und ich fühlte, wie sich in mir ein Raum der Stille öffnete. In dieser Ruhe fand ich die Klarheit, die mir half, meine Gedanken zu ordnen und inneren Frieden zu finden. Die Natur wirkte ausgleichend auf mich – sie gab mir die Möglichkeit, meine Sinne zu schärfen und meine innere Stimme wieder wahrzunehmen. Hier fühlte ich mich lebendig und verbunden mit der Welt um mich herum. Jeder Spaziergang im Wald, jeder Moment des Innehaltens unter freiem Himmel brachte mich näher zu mir selbst und ließ mich die heilende Kraft der Natur und der

Therapien spüren. Diese bewussten Wochen ohne Ablenkung waren essenziell für meine Genesung. Sie gaben mir die Gelegenheit, meine Gedanken zu sortieren, meinen Körper zu entspannen und meine Seele zu nähren. Indem ich den ständigen Einfluss von Bildschirmen, flackernden Bildern und digitalen Medien reduzierte, ermöglichte ich meinem Geist, zur Ruhe zu kommen und mich auf das Wesentliche zu konzentrieren – meine Gesundheit und mein Wohlbefinden.

Mein Mentor, die anthroposophische Medizin, hat mich auf meiner Lebensreise nachhaltig begleitet und inspiriert. Sie hat mir gezeigt, dass Heilung nicht die Linderung von Symptomen bedeutet, sondern das Erreichen eines harmonischen Gleichgewichts von Körper, Geist und Seele. Durch ihre ganzheitlichen Ansätze habe ich gelernt, die subtilen Verbindungen zwischen emotionalem Wohlbefinden und körperlicher Gesundheit zu verstehen. Diese Form der Medizin ermutigte mich darin, jede Herausforderung als Gelegenheit zur inneren Reifung zu betrachten und meine Gesundheit als dynamischen, sich ständig entwickelnden Prozess zu sehen. Sie lehrte mich, mit Mitgefühl und Achtsamkeit auf mich selbst zu hören und meine eigene Heilung aktiv mitzugestalten. In der Zusammenarbeit mit Ärztinnen und Therapeutinnen, die diese Philosophie teilen, habe ich die transformative Kraft erfahren, die entsteht, wenn sich die Wissenschaft mit der Weisheit der Natur und des menschlichen Geistes verbindet. Sie bot mir nicht nur tiefgreifende Einsichten, sondern auch einen Kompass, um durch die Herausforderungen meines Lebens zu navigieren.

Neben der Anthroposophie fand ich auch in der Natur einen unverzichtbaren Mentor. Sie zeigt mir täglich aufs Neue, wie wichtig es ist, Wurzeln zu haben und standhaft zu sein. Sie zeigt mir, wie die

Blätter im Wind schwingen und die Greifvögel die Luftströmung für sich nutzen. Die Zyklen der Jahreszeiten lehren mich, dass es Zeiten des Wachstums und Zeiten der Ruhe gibt, und dass jede Phase ihren unverzichtbaren Beitrag zur Ganzheitlichkeit des Lebens leistet.

Die Ärztinnen und Therapeutinnen, die mich in jener Zeit begleiteten, waren nicht nur Heiler, sondern fungierten ebenfalls als Mentorinnen. Durch ihr Wissen und ihre Fürsorge übersetzten sie abstrakte Konzepte in greifbare, heilende Erfahrungen. Sie halfen mir, die Lehren der Anthroposophie in körperliches und seelisches Wohlbefinden zu wandeln, und lehrten mich, auf die Weisheit meines eigenen Körpers zu vertrauen.

Mit tiefster Dankbarkeit blicke ich auf diese Mentoren zurück. Ihre Hingabe hat meine Sichtweise auf Heilung bereichert und mein gesamtes Wesen ins innere Gleichgewicht gebracht. Sie haben mich ermutigt, meinen ureigenen Weg zu gehen, und meinen Glauben an mich gestärkt.

Reflexion 4. Etappe der Heldinnenreise:
Begegnung mit dem Mentor

In dieser Phase meiner Reise wurde mir klar, wie entscheidend es ist, sich gezielt Zeit und Raum für die eigene Heilung zu nehmen. Der bewusste Verzicht auf digitale Ablenkungen hat mich gelehrt, wie tief ich in meine inneren Prozesse eintauchen kann, wenn ich äußere Reize minimiere. Die Ruhe und Konzentration auf natürliche Umgebungen und Aktivitäten eröffneten mir neue Perspektiven und halfen mir, eine tiefere Verbindung zu mir selbst zu finden.

Das größte Learning aus dieser Erfahrung ist, dass wahre Heilung nicht nur körperlich, sondern auch geistig, emotional und auf Herzebene stattfindet. Der seelische Aspekt der Heilung spielt eine zentrale Rolle dabei, inneren Frieden zu finden und ein tieferes Verständnis für sich selbst zu entwickeln. Diese ganzheitliche Perspektive ermutigt uns, unsere Erfahrungen anzunehmen und sie als Teil unseres Wachstumsprozesses zu sehen.

Einen Mentor zu finden – sei es in Form von Natur, Musik oder menschlicher Führung –, kann uns inspirieren und unterstützen, unseren Weg der Selbst-Heilung und des Wachstums zu gehen. Ohne die ständige Ablenkung durch Technik und Lärm habe ich die Weisheit und Heilung in der Einfachheit des Seins entdeckt, in der Heileurythmie, den künstlerischen Therapien, der rhythmischen Massage und den Lebensmitteln, die mich auf ganzheitlicher Ebene nähren. In Etappe 6 gehe ich ausführlicher auf die Ich-stärkenden Therapien ein.

Gibt es jemanden in deinem Leben, der dir schon einmal in schwierigen Zeiten beigestanden hat? Wie hat dir diese Person geholfen? Notiere dir ein paar Stichworte.

Welche neuen Fähigkeiten oder Kenntnisse hast du durch diese Person oder durch die Anleitung eines Mentors erlangt, die dir in der jetzigen Situation helfen könnten?

Denke auch darüber nach, welchen Rat oder welche Unterstützung diese Person dir gegeben hat und notiere es dir.

Meine Empfehlung für dich: Nimm dir ein paar Minuten Zeit, besorge dir Zettel und Stift und dann beantworte in aller Ruhe die Fragen, wie du diese Weisheit in deiner aktuellen Situation anwenden kannst.

In der Begegnung mit dem Mentor lernen wir, dass persönliches Wachstum in der Verbindung von Körper, Geist und Seele liegt. Mit der Weisheit aus dieser Begegnung können wir unsere innere Stärke und Klarheit entfalten.

5. ETAPPE: DER MUTIGE SCHRITT INS UNGEWISSE

Das Überschreiten der ersten Schwelle:
Der Held verlässt die gewohnte Welt und
begibt sich auf das Abenteuer.

Trennung

„Sehr gut, dass du jetzt länger krankgeschrieben bist, dann kannst du mein Institut aufbauen." Mir verschlug es den Atem. Ich war sprachlos. Widerstand machte sich in mir breit. Ich lächelte und dachte: „Du kannst mich mal." Krankgeschrieben bin ich, damit ich gesund werde und Zeit für meine Heilung habe. Innerlich zerriss es mich. Ich wollte leben und fragte mich, ob das ein Scherz ist. Anfangs wollte ich es nicht wahrhaben, genau, wie den Knoten in meiner Brust. Ich weigerte mich, die Situation anzuerkennen, sie an mich heranzulassen, sie zu betrachten und bis zu Ende zu denken. Ich hatte Angst vor der Veränderung, die beides mit sich bringt. Ich müsste meine Komfortzone verlassen. Irgendwo tief in meinem Inneren wusste ich, dass ich eine Entscheidung treffen muss, die mein Leben nachhaltig ändern wird. Vor meinem inneren Auge konnte ich sehen, dass mich der Weg, auf dem ich war, dem Tod immer näher brachte. Jahre später erfuhr ich, dass auch ein Freund diesen immer näher kommenden Tod in seiner inneren Welt der Bilder gesehen hat. Er wagte es nur seiner Frau von dieser für ihn unheimlichen Wahrnehmung zu erzählen. Als sie mir davon erzählte, wurde mir bewusst, wie sehr ich mich über Jahre hinweg auf einer Gratwanderung zwischen Leben und Tod befunden habe.

Die Medikamente, die mir für meine zweite Krebserkrankung empfohlen wurden, lehnte ich nach einigem Hin und Her ab, da mir die Nebenwirkungen zu heftig erschienen. Gleichzeitig war ich auch nicht für die beidseitige Mastektomie bereit. Ich erbat mir Bedenkzeit. Auf den Basler PSI-Tagen hatte ich einen Referenten gehört, den ich kontaktierte. Von der Reinkarnationstherapie erhoffte ich mir, meine Schattenseiten zu durchleuchten und meine unbewussten Handlungen sowie Gedankenstrukturen zu erkennen. Dabei ging es keineswegs um die Vergangenheit, sondern um die Gegenwart. Die Vergangenheit wird lediglich bewusst gemacht, um die eigenen Muster zu durchschauen und sich von den Fesseln alter Verhaftungen zu lösen, damit wieder all unsere Energie frei wird. Denn: „Das Leben kann nur rückwärts verstanden, muss aber vorwärts gelebt werden.“ (Sören Kierkegaard). Seriöse Reinkarnationstherapie, die die Erlebnisse mit Hautwiderstandsmessungen kontrolliert, muss keine historisch bedeutsamen Inkarnationen hervorbringen. Stattdessen wird sie eine Fülle von persönlich wichtigen Bausteinen zu Tage fördern, die sich allmählich zu einem umfassenden Mosaik der eigenen Seelenlandschaft mit ihren individuellen Mustern zusammenfügen. Während ich durch den fluffig leichten Neuschnee zurück zu meiner Unterkunft stapfte, rief ich mir noch einmal die Erkenntnis ins Gedächtnis, dass ich immer wieder, vollkommen unbewusst, den Gedanken „Ich will zu meiner Mama." habe, wenn ich Schmerzen habe oder mich unwohl fühle. In meiner Situation ist das ungesund, denn meine Mutter starb, als ich sieben Jahre alt war. Mit diesem Gedanken suggerierte ich mir selbst, dass die einzige Form von Trost und Sicherheit, die ich erfahren kann, im Jenseits liegt und ich sterben will, um sie zu erhalten. Wie häufig ich diesen Gedanken hatte, fiel mir erst auf, als er mir bewusst wurde. Fortan ersetzte ich ihn durch: „Ich bleib hier und lebe!"

Noch etwas anderes entdeckte ich und ich wusste, dass ich den Schritt gehen musste, wenn ich leben wollte: Die Trennung von meinem Freund. Erst ein paar Monate später zog ich den Schlussstrich unter eine toxische Beziehung. Vorher war ich nicht bereit für diese Veränderung, obwohl ich wusste, dass ich meinen Fuß auch über diese Schwelle setzen musste, wenn ich leben wollte.

Wohin wird mich mein Weg führen? Bin ich stark genug, dass ich ihn ohne einen Partner an meiner Seite gehe? Werde ich wieder geliebt werden – mit einer deformierten Brust oder gar ohne? Ich machte mich auf den Weg – allein und gleichzeitig mit meinen Freundinnen an meiner Seite, die mich bedingungslos unterstützten. Ich suchte mir psychologische Unterstützung. Nachdem ich jedoch das dritte Mal gehört habe: „Ihre Lebensgeschichte ist mir zu heftig.", beendete ich die Suche nach einer Therapeutin und fühlte mich schlecht. Ziemlich schlecht. Ich suchte die Schuld bei mir. Denn auch meine jahrelange Heilpraktikerin hatte mir in unserem letzten Termin gesagt: „Such dir jemand anderen, deine Geschichte ist mir zu intensiv." Die Aussagen trafen mich bis ins Mark. Ich hatte niemanden umgebracht oder verletzt und trotzdem wird mir therapeutische Begleitung verweigert. So wie ich die konventionellen Therapien ablehnte, wurde ich abgelehnt. Denn: Meine Entscheidung gegen eine Strahlentherapie hielt ich auch bei dieser zweiten Krebsdiagnose aufrecht, da ich immer wieder das Bild meiner Mama vor Augen hatte, wenn ich diese Option in Erwägung zog.

Meine Entscheidung fürs Leben traf ich, als mich meine Freunde 1998 zum vereinbarten Termin zurück ins Klinikum brachten. Dort sollte mit der Planung für die Strahlentherapie begonnen werden. Die Schwester ging uns voraus und öffnete die Tür in ein Zweibettzimmer. Sie zeigte auf das Bett an der Tür, das sie für mich bestimmt hatte. Ich blieb im Türrahmen stehen, sah mir die Frau in dem Bett an und wollte ihr nicht zu nahetreten. Das Bett war immerhin ihr kleines Reich. Meine Freunde gingen an mir vorbei, stellten meine Sachen auf den Nachtisch und meine Tasche neben das Bett. Ich schaute sie irritiert an, schaute auf das Bett und erkannte meine Mutter. In diesem Moment wurde mir bewusst, dass die anderen ein leeres Bett sahen. Solange die Schwester im Zimmer war, hielt ich mich zurück und bedankte mich. Ich ließ alles stehen und liegen und begleitete meine Freunde hinaus. Vor der Tür sagte ich ihnen, dass ich mitwollte, dass ich hier nicht bleiben konnte, da meine Mutter mir sehr deutlich gezeigt hatte, dass ich den gleichen Weg nehmen würde wie sie, wenn ich mich in dieses Bett legte. Ich aber wollte leben! Aus diesem Grund stand auch diesmal meine Antwort fest auf die Frage, ob ich mich einer Strahlentherapie unterziehe: Eindeutig: Nein.

Rückblickend erkenne ich, dass ich die ersten beiden Schritte über die Schwelle getan hatte: Die brusterhaltende Entfernung des Knotens und die Beendigung einer destruktiven Partnerschaft. Obwohl ich noch auf der Suche war, blieb ich mir selbst treu und ging mutig den nächsten Schritt und suchte weiter in der alternativen Szene nach einer Lösung, begleitet von der anthroposophischen Medizin.

Jede Entscheidung, jede Ablehnung und jedes neu entdeckte innere Muster ergaben zusammen ein Mosaik meiner Resilienz und meines unerschütterlichen Willens, mein Leben zu leben. Indem ich mich bewusst für alternative Pfade entschied und die konventionellen Therapien infrage stellte, lernte ich wieder, meinem eigenen Urteil zu vertrauen, mich selbst ernst zu nehmen und meine eigenen Bedürfnisse an die erste Stelle zu setzen, auf meinen Körper und meine Intuition zu hören. Es war eine Zeit, in der ich lernen durfte, meine eigenen Grenzen und Bedürfnisse zu respektieren und zu ehren.

Hast du den Mut innezuhalten, bevor du eine Entscheidung triffst, die dein Leben, deine Gefühle, deine Sichtweise, dein Verhalten, dein Denken verändern könnte? Meistens ist Zeit für ein paar Wochen. In den wenigsten Fällen muss sofort gehandelt werden. Ob du dieser Fall bist, musst du selbst eruieren.

Halt inne! Wäge ab! Entscheide! Setze um!

Unsere Erfahrungen sind unterschiedlich. Vielleicht zögerst du bei dem Gedanken, deinem eigenen Pfad zu folgen und konventionelle Therapien infrage zu stellen, und fragst dich, ob das wirklich der richtige Weg ist. Vielleicht denkst du: „So ein Blödsinn. Die Schulmedizin ist mir heilig und ich höre auf den Rat der Ärzte, sie werden ja wohl wissen, was sie tun.“ Es ist und bleibt deine Entscheidung! Wichtig ist, dass du deine eigenen Wünsche, Bedürfnisse und Gefühle anerkennst und hinter deinen Entscheidungen stehst.

Dein Weg mag ein ganz anderer sein als der, den ich gewählt habe.

Dieser Weg, diese Entscheidungen sind selten leicht. Es erfordert Mut, sich den dunkelsten Ecken unserer Seele zu stellen. Es ist ein Prozess des Wachsens, des Heilens und der Freude in den kleinen Momenten. Jede von uns trägt eine einzigartige Geschichte in sich, die von individuellen Herausforderungen und Triumpfen geprägt ist. Entscheidend ist, dass wir lernen, auf unsere innere Stimme zu hören und unseren eigenen Bedürfnissen, Wünschen und Gefühlen Raum zu geben. Unsere Ängste und Unsicherheiten als Teil unserer Reise zu erkennen und zu akzeptieren, zeigt Courage. In diesen Momenten offen zu sein für Veränderungen und Wachstum ist eine besondere Kunst. Dieser Prozess des Weitergehens, gepaart mit der Bereitschaft, aus jeder Erfahrung zu lernen, ermöglicht es uns, uns neu zu entdecken und zu definieren. Es lehrt uns, dass unsere größten Herausforderungen oft zu unseren bedeutendsten Quellen der Stärke und Inspiration werden können.

Eine große Herausforderung bei der Diagnose Krebs ist der Umgang mit der Angst. Die Angst vor der eigenen Endlichkeit. Sie kann mitschwingen, wenn wir verbal oder nonverbal kommunizieren. Eine weitere Angst, die unterschwellig vorhanden sein kann, ist die Angst, unseren Gesprächspartner zu verletzen, selbst nicht gut dazustehen, in Tränen auszubrechen oder uns selbst zu schaden. Wir fragen uns, wie das, was wir sagen, bei unseren Mitmenschen ankommt. Wir sind soziale Wesen, möchten geliebt werden, uns zugehörig fühlen und weder uns noch andere verletzen, weder mit Taten noch mit Worten.

Auch ich habe immer wieder die Erfahrung gemacht, wie schmerzhaft die Worte eines anderen auf mich wirken. Genauso kann es umgekehrt sein: dass meine Worte eine schmerzvolle Auswirkung haben. Davor wollen wir uns schützen. Sowohl in die eine als auch in die andere Richtung. Doch damit helfen wir weder uns noch dem Anderen. Den Mut zu haben, die Dinge, die uns bewegen, in Worte zu fassen und sie auszusprechen, kann bedeutungsvoll für uns sein. Es ist normal, dass wir in einer schwierigen Situation, die mit dem Tod enden kann, ängstlicher sind als sonst in unserem Leben.

Unser bisheriges Leben hat uns an diesen Punkt gebracht. Nun müssen wir umdenken, uns neu orientieren und das kann Ängste hervorrufen. Die zutiefst sitzende Angst ist, nicht geliebt zu werden. Fühlten wir uns in jeder Situation bedingungslos geliebt, hätten Ängste keinen Platz. Ist uns erst einmal bewusst, dass alle unterschwelligen Ängste daraus resultieren, dass wir uns geliebt fühlen wollen, macht es unsere Kommunikation einfacher. Seit mir das klar ist, finde ich viel leichter die Worte, die meine Gefühle, mein Wollen, meinen Willen ausdrücken, und kommuniziere die Entscheidungen, die mir am Herzen liegen.

Reflexion 5. Etappe der Heldinnenreise:
Überschreiten der Schwelle

Die fünfte Etappe der Heldinnenreise ist ein entscheidender Moment des Übergangs und der Transformation. Diese Übungen unterstützen dich, deine innere Stärke zu erkennen, mutig neue Wege zu gehen und mit Klarheit und Entschlossenheit den nächsten Schritt auf deiner Reise bewusst zu setzen.

Achte in den nächsten Tagen bewusst auf deine Gedanken und Worte und frage dich, ob du in deiner Kommunikation wirklich offen und ehrlich bist. Manchmal verändern wir unsere Worte oder Gedanken, bevor wir sie aussprechen. Wenn das der Fall ist, dann nimm dir die Zeit zu erkunden, warum du das tust. Was sind deine Gründe dafür?

Meine Empfehlung für dich: Nimm dir ein paar Minuten Zeit, besorge dir Zettel und Stift und schreibe all deine Gründe auf. Beginne mit den folgenden Worten: „Ich formuliere meine Worte um, weil …"

Kommst du ins Stocken, dann beginne wieder mit diesem Satzanfang. Auf geht's.

Diese kleine Übung ist ein kraftvoller Schritt, um die wahren Gefühle und Gedanken zu erkennen, die hinter dem stehen, was wir sagen und denken. Indem du diese Praxis in deinen Alltag integrierst, öffnest du die Tür zu einem tieferen Verständnis für dich selbst und deine Handlungen.

> Denke darüber nach, wann du in deinem Leben deine bisherigen Entscheidungen getroffen hast und wo du deinen gewohnten Weg verlassen musstest. Frage dich, was dich dazu bewogen hat und wie du dich dabei gefühlt hast. Schreib diese Gedanken nieder und überlege, wie diese Entscheidungen dein Leben beeinflusst haben und wie sie dir in deiner jetzigen Situation helfen können.

Dieser Schritt auf der fünften Etappe der Heldinnenreise erfordert Mut und Entschlossenheit, denn es gibt kein Zurück mehr. Der Held muss sich seinen Ängsten und Unsicherheiten stellen und bereit sein, das Unbekannte zu erkunden. Diese Phase markiert einen entscheidenden Wendepunkt, an dem der Held seine Reise wirklich beginnt und sich auf eine tiefgreifende Transformation vorbereitet.

Im Gegensatz zum Helden sind in der Mythologie die Amazonen naturverbunden, kämpfen für ihre Freiheit und stellen ihre eigenen Regeln auf. Sie zeichnen sich durch ihre physische und mentale Stärke aus und sind selbstbestimmt, während der Held opferbereit für das Gute kämpft, sich den Herausforderungen selbstlos für andere stellt, für sie einsteht. Helden kämpfen für das Wohl der Gesellschaft.

Meine Reise durch den Krebs gleicht dieser Amazonen-Energie, da es ein innerer Kampf um Mut, Disziplin und Selbstbestimmung ist. Ich nutze die Heldinnenreise, damit wir als pinke[24] Amazonen unsere individuellen Ziele erreichen. Denn vermutlich begann auch dein Abenteuer nicht auf einem Schlachtfeld, sondern in einer Arztpraxis. Die Diagnose Krebs brachte vielleicht nicht nur mein Leben, sondern auch deine gesamte Existenz ins Wanken. Für mich war es der Moment, in dem ich mir mal wieder meiner eigenen Verwundbarkeit bewusst wurde. Jede Therapie, jede Behandlung kann zu einer neuen Herausforderung werden und will individuell angenommen werden. Für mich war diese Zeit zäh, aufreibend und bewegend. Indem ich meinen Fuß über die Schwelle setzte und eine Entscheidung traf, stellte ich mich der Herausforderung und trat ins Ungewisse. Nicht ahnend, ob ich diese Reise überleben werde. Die Tage und Nächte waren gefüllt mit Schmerzen, Unsicherheiten und Ängsten. Doch lernte ich mit jedem Schritt, die Reifeprüfung einer pinken Amazone kennen und als Teil meines Wachstums anzunehmen. Jede medizinische Untersuchung, jedes Gespräch mit den Ärztinnen und jede neue Behandlungsmethode stellte mein Durchhaltevermögen immer wieder auf die Probe. Als pinke Amazone fand ich genauso, wie der Held Unterstützung und Mentoren. Familie, Freundinnen und Kolleginnen standen mir bei, gaben mir Kraft und halfen mir, weiterzugehen. Meine Frauenärztin wurde genau wie ich auf die Probe gestellt. Ich wollte nicht kämpfen, sah ich doch im Kampf keinen Sinn, und schon gar nicht wollte ich eine Amazone sein. Ich wollte meine Brust behalten und sie nicht abschneiden, wie sie es tun, damit die Armbrust besser sitzt und sie ihr Ziel genauer treffen. Aufgrund der Aussage einer Therapeutin hatte ich dieses Bild in meinem Kopf. Doch ist in der Antike die Herleitung des Namens „Amazone“ umstritten gewesen und bis heute ungeklärt.[25]

Ich war hin- und hergerissen, am liebsten hätte ich den Krebs einfach zerliebt. Diesem kalten Knoten so viel liebevolle Energie zugeführt, dass er sich in Luft auflöst. Ich meditierte und visualisierte Liebe in den Knoten. Meine Praktiken durfte ich jedoch noch verfeinern und weiter ausbilden. Bedingungslose Liebe in jeder Zelle des eigenen Körpers spüren, ist für mich alles andere als einfach.

Dem Japaner Dr. Masaru Emoto schien dies in seinen Experimenten mit Wasser jedoch spielend leicht zu gelingen. Er behauptet, dass menschliche Gedanken, Worte und Musik die Struktur der Wasserkristalle beeinflussen können. Dadurch, dass unser Körper zu etwa 60 Prozent aus Wasser[26] besteht, dachte ich mir bereits 1998, dass ich dies auf meinen Körper übertragen kann. Wenn ich nur lange und intensive genug liebe, können Wunder geschehen. Ich hatte noch nicht ganz den richtigen Dreh raus. Krebs entstand erneut, doch ich bin noch immer hier.

Ich forschte weiter, denn aufgrund einer nachgewiesenen Genmutation (Li-Fraumeni-Syndrom[27]), hat mein Körper ein erhöhtes Risiko, verschiedene Krebsarten zu entwickeln und ich weiß, dass ich mehr für meine Gesundheit tun darf als andere Menschen. Fündig wurde ich bei Bruce Lipton[28]. Er schreibt in seinem Buch „Intelligente Zellen – Wie Erfahrungen unsere Gene steuern", dass Erfahrungen in der Tat die Aktivität der Gene beeinflussen können und die Zellen durch die Umgebung geprägt werden, in der sie leben. Die Lehren von Bruce Lipton öffneten mir Anfang der Jahrtausendwende den Weg in die Epigenetik[29].

6. ETAPPE: NEUE KNOTEN ENTSTEHEN UND TANZEN GEHEN

Die Prüfungen: Der Held begegnet Herausforderungen, findet Freunde und begegnet Feinden.

Freundschaft, Mut und Tanz

Meine Physiotherapeutin fragte mich, während sie meine Narbe massierte, worauf ich mal wieder richtig Lust hätte. Tanzen – Salsa, Rumba, Cha-Cha-Cha. Im Wiener Walzer oder Tango über das Parkett schweben. Allein der Gedanke daran zauberte mir ein Strahlen in meine leuchtenden Augen. Wir schwelgten in unseren Erinnerungen. Sie als ehemalige Profitänzerin und ich, wie mich ein Coaching-Kollege im Wiener Walzer durch den leeren großen Seminarraum schob. Tanzen ist für mich ein Moment, in dem ich einfach nur bin – mich im Einklang mit dem Rhythmus der Musik bewege und lebe. Wir schauten uns an, zögerten und fragten gleichzeitig: Hast du Lust? Einfach so aus Freude am Tanzen meldeten wir uns im nächsten Kurs an. Schwebten miteinander über das Parkett. Mal hatte sie die Führung, mal tanzte ich die Männerschritte. Haltung, Spannung im Oberkörper, Schultern zurück. Arm im 90-Grad-Winkel – langsam tastete ich mich an meine Grenzen und erweiterte sie – spielerisch, mit einer integrierten Bewegung beim Tanzen. Wir lachten …

Plötzlich spürte ich einen neuen Knoten, nicht nur physisch, sondern auch emotional. Ein vertrautes Ziehen, das mich kurz innehalten ließ. In diesem Moment wurde mir bewusst, dass diese Knoten mehr waren als nur körperliche Hindernisse; sie waren Erinnerungen an vergangene Schmerzen und Herausforderungen. Statt mich davon entmutigen zu lassen, entschied ich, ihnen mutig entgegenzutreten. Meine Tanzpartnerin und Physiotherapeutin, bemerkte meinen kurzen Moment der Unsicherheit und lächelte aufmunternd. „Erinnerst du dich an unseren ersten Tanz?“ fragte sie. „Du warst unsicher, weil ich Profi bin, und warst zurückhaltend, aber jetzt sieh dich an. Jeder Schritt, den du machst, zeigt, wie weit du gekommen bist.“ Ihre Worte gaben mir Kraft. Ich erkannte, dass jeder Knoten, jeder Schmerz, den ich überwand, ein Beweis für meinen Mut war. Während wir weitertanzten, spürte ich, wie sich die Knoten langsam lösten. Nicht, weil sie verschwanden, sondern weil ich lernte, mit ihnen zu leben und trotz allem weiterzumachen. Unsere Tanzstunden wurden zu einem wöchentlichen Ritual. Es war gleichzeitig Freude, körperliche Übung und emotionale Befreiung. Jede Drehung, jeder Schritt wurde zu einem Symbol der Hoffnung und des unerschütterlichen Willens, vorwärtszugehen. Eines Abends, während wir einen besonders schwierigen Tanzschritt übten, spürte ich eine Welle der Erleichterung und des Stolzes. „Ich hätte nie gedacht, dass ich wieder so tanzen kann," sagte ich, überwältigt von Emotionen. In diesen Momenten auf dem Parkett erkannte ich, dass das Leben immer neue Knoten bringen wird. Doch es ist unsere Fähigkeit zu tanzen –trotz der Hindernisse–, die uns wirklich stark macht. Die Heldinnenreise mag herausfordernd sein, und dennoch kann sie voller Freude und Entdeckungen sein. Denn: Es ist meine innere Haltung, ob ich mich als Opfer fühle oder die Gestalterin meines Lebens bin. Es ist meine Entscheidung, wie ich die kommenden Stunden, Jahre, Tage, Wochen und Monate erlebe. Und so tanzte ich weiter, durch die Höhen und Tiefen, mit jedem Schritt näher zu mir selbst. Die Knoten mögen da sein, aber sie hindern uns nicht daran, das zu tun, was uns Freude bereitet.

Die Diagnose Krebs ist kein statisches Ereignis, sondern ein ständiger Wandel, der mich regelmäßig vor neue Herausforderungen stellt. Trotz dieser Hindernisse habe ich mir stets die Freude im Leben bewahrt und bin tanzen gegangen – ein Symbol für meine Entschlossenheit, das Leben in all seinen Facetten zu genießen. Natürlich waren da auch Verwirrung und Zweifel. Es gab Tage, an denen die Unsicherheit überwältigend war und ich mich fragte, ob meine Entscheidungen richtig waren. Inmitten dieses Chaos fand ich Disziplin und Halt in den anthroposophischen Therapien. Diese ganzheitlichen Ansätze gaben mir eine Struktur und unterstützten nicht nur meinen Körper, sondern auch meinen Geist und meine Seele. Sie begleiten mich noch heute in meinem Alltag. So esse ich zum Beispiel am Montag, dem Tag des Mondes, pikant-lauwarmen Spinat-Naturreis mit frisch gepresstem Zitronensaft, am Mittwoch rote Paprika gefüllt mit Hirse und Zucchini, und stärke dadurch meine merkurischen Heilkräfte. Am Freitag, dem Tag der Göttin Freya, mache ich mir ein herzhaftes Hafer-Porridge oder backe ein Bananenbrot. Die Rezepte findest du auf meiner Website zum Buch (siehe QR-Code im Anhang).

Die anthroposophischen Therapien bieten einen integrativen Ansatz, der konventionelle medizinische Behandlungen mit alternativen Heilmethoden kombiniert. Sie betrachten den Menschen als Einheit von Körper, Geist und Seele und zielen darauf ab, die Selbstheilungskräfte des Körpers zu stärken.

Anthroposophische Medizin[30]:

Die anthroposophische Medizin bietet maßgeschneiderte Behandlungspläne, die auf den individuellen Bedürfnissen und der Lebenssituation einer jeden Patientin basieren. Meine Behandlungen wurden stets an meinen Zustand und meine Fortschritte angepasst. Auf ein paar ausgewählte Therapien gehe ich auf den folgenden Seiten näher ein.

Heilpflanzen[31]:

Die Verwendung von Heilpflanzen wie Mistel[32] und anderen botanischen Mitteln, wie zum Beispiel Calendula[33], auch bekannt als Ringelblume, spielte eine zentrale Rolle in meiner Behandlung. Calendula wird als Mittel zur Förderung des Gleichgewichts der Lebensenergie betrachtet. Ihre Verbindung zur Sonne und ihre goldene Farbe symbolisieren Vitalität und Heilung. Darüber hinaus wird sie zur Regeneration der Haut eingesetzt. Diese und andere Naturheilmittel unterstützten mein Immunsystem und halfen, meine Narben geschmeidiger werden zu lassen.

Kunst[34]- und Bewegungstherapie:

Als Patientin wurde ich durch die Therapien begleitet und angeregt, selbst aktiv schöpferisch in den Krankheitsprozess einzugreifen und so an meine heilenden Ressourcen heranzukommen. Dieser Weg des Selbstgestaltens des eigenen, durch die Krankheit herausgeforderten Schicksals ermöglichte es mir, an meinem Heilungsprozess mitzuwirken. Im Verständnis der anthroposophischen Menschenkunde kann die Kunsttherapie die körperlichen, vital-physiologischen, seelischen und geistigen Funktionen beeinflussen. Die Therapien umfassen die Kunstrichtungen Malen und Zeichnen, Musik, Singen, Plastizieren und Sprachgestaltung. Das eigene Gestalten mit meiner Sprache, meinen Worten oder meinen Händen, die Ruhe in mir währenddessen und die Individualität der Behandlung ermöglichten mir eine ganzheitliche Wahrnehmung meiner selbst. Sie haben mich wachsen lassen und mein Wesen geprägt.

Malen und Plastizieren:

Durch die kreative Ausdrucksform konnte ich meine Emotionen verarbeiten und Klarheit in mein inneres Erleben bringen. Es war eine Art meditativer Prozess, der mir half, meine Zweifel loszulassen.

Heileurythmie[35]:

Über viele Jahre begleiten mich die Bewegungen der Heileurythmie mal mehr oder weniger intensiv. Mache ich diese Übungen am Morgen mit einer anschließenden Meditation, beeinflussen sie meine Tagesqualität.

Ich komme mehr mit mir und meinem Umfeld in Einklang, gehe den Tag ruhiger an und bin auch in schwierigen Situationen ausgeglichener. Eurythmie bedeutet „der schöne Rhythmus“. Die Heileurythmie ist darauf ausgerichtet, den Menschen innerlich wie äußerlich wieder ins Gleichgewicht zu bringen – während und nach einer schweren Krankheit, aber auch präventiv, um die Gesundheit zu fördern. Sie setzt Sprache, Gebärden und Musik ein, die in eine speziell gestaltete Bewegung umgesetzt werden. Die Laute und Gebärden werden entsprechend des ärztlich diagnostizierten Krankheitsbilds und individuell-konstitutionellen Aspekten ausgewählt und variiert.

Diese Form der Bewegungstherapie half mir, einen tieferen Kontakt zu meinem Körper herzustellen und meine inneren Ressourcen zu mobilisieren. Die rhythmischen Bewegungen förderten meine körperliche Gesundheit und brachten mir seelische Balance. In Kombination mit einer Meditation starte ich damit morgens in jeden neuen Tag. Diese Energie begleitet mich bis in den Abend und mit einer weiteren Übung durch die Nacht. Ohne sie fehlt mir etwas und hat der Tag eine andere Qualität – stressiger, unrund.

Gesprächstherapie und Biografiearbeit[36]:

In der Anthroposophie wird Biografiearbeit als ein wichtiger Prozess betrachtet, um das Verständnis für das eigene Leben und die individuelle Entwicklung zu vertiefen. Sie basiert auf der Idee, dass das Leben eines Menschen in bestimmten Rhythmen und Entwicklungsphasen verläuft, die jeweils spezifische Herausforderungen und Lernaufgaben mit sich bringen. Dadurch habe ich gelernt, dass ich meine Lebensereignisse in einem größeren Zusammenhang sehen und verstehen kann, wie diese Ereignisse mit meiner persönlichen und spirituellen Entwicklung zusammenhängen können. Diese Arbeit förderte mein Bewusstsein für meine eigene Lebensgeschichte und unterstützte meine Selbstreflexion, indem sie mir half, Muster zu erkennen und neue Perspektiven zu entwickeln.

Seelenpflege:

Durch regelmäßige Gespräche mit anthroposophischen Therapeutinnen und Ärztinnen erhielt ich emotionale Unterstützung und geistige Klarheit. Diese Gespräche halfen mir, mit den tiefen Ängsten und Unsicherheiten umzugehen, und stärkten meinen Glauben an meinen Heilungsprozess.

Diese und andere Therapien gaben mir Halt und Kraft, trotz der Herausforderungen weiterzuleben und zu wachsen. Sie lehrten mich, dass Heilung nicht nur auf physischer Ebene, sondern auch auf emotionaler und geistiger Ebene stattfinden muss.

Es ist alles andere als einfach, die vielen Prüfungen durchzustehen, die meine Belastbarkeit und meinen Willen auf die Probe stellten. Jede neue Diagnose, jeder Rückschlag und jede Phase der Ungewissheit war eine Herausforderung, die ich überwinden musste. Letztendlich formten diese Prüfungen auch meine innere Stärke. Ein großer Dank geht an dieser Stelle an all meine Verbündeten – Freundinnen, Familie, Kolleginnen und medizinisches Fachpersonal, die mich auf meinem individuellen Weg unterstützen und ermutigen. Ihre unerschütterliche Unterstützung gab mir den notwendigen Rückhalt, um den nächsten

Schritt zu tun und die inneren Dämonen zu überwinden – Zweifel, Angst und Resignation, wenn diese negativen Gedanken versuchten, mich von meinem Weg abzubringen oder aufzugeben. Bei meiner vierten Diagnose erlebte ich hautnah aus einer anderen Perspektive, wie sie auch Ängste im sozialen Umfeld hervorrufen kann. Daher ist eine offene, ehrliche Kommunikation mit ihnen besonders wichtig. Hinzu kommt, dass uns die uns nahestehenden Mitmenschen so gut kennen, dass sie sogar unterdrückte Gefühle, Ängste und kleinste Veränderungen wahrnehmen. Sind wir nicht aufrichtig, wundern sie sich, warum äußere Erscheinung, Worte und Wahrnehmung nicht korrespondieren. Wir lassen ein Bild der Verwirrung entstehen. Wollen wir das vorsätzlich? Will ich mich selbst und meine Lieben täuschen? Will ich den Schein bewahren oder authentisch sein? Schütze ich mich? Die Anderen? Wovor?

Im ersten Moment mag es für uns schwierig sein, über unsere Krebsdiagnose und die damit einhergehenden Gefühle und Ängste zu sprechen. Doch weiß unser Umfeld Bescheid, kann es uns besser einschätzen, uns auffangen und unterstützen, sowohl moralisch als auch gegebenenfalls finanziell.

„Ich will immer alles alleine schaffen."

Im Laufe der Jahre habe ich jedoch erkannt, wie viel einfacher und wertvoller es ist, von liebevollen Menschen ganz individuell unterstützt zu werden. Manche haben einen Input, eine Anregung, eine Geste, ein Lächeln, eine Umarmung, ein Geschenk für mich. Mal kommt unverhofft eine aufmunternde Postkarte bei mir an, mal ein liebvoller Blumengruß oder die Einladung zum Abendessen. Durch diese Gelegenheiten lerne ich das Annehmen. Hin und wieder ist mir alles zu viel und dann darf ich Nein sagen. Ja. Nein. Das sind ganze Sätze. Ich muss mich nicht erklären. Ich darf Grenzen ziehen. So wichtig eine offene und ehrliche Kommunikation ist, so wichtig ist es für mich, mit mir und mit meinen Gefühlen allein zu sein. In der Stille schöpfe ich Kraft, sortiere meine Gedanken und höre meine innere Stimme. Mit leeren Worten Gespräche zu führen oder eine unangenehme Stille zu überbrücken, dafür ist mir meine Zeit zu kostbar. Gerade jetzt, wo mir das Leben zeigt, dass ich mehr auf mich achten und mich mit mir auseinandersetzen darf, ist es wichtig, Prioritäten zu setzen und dies zu kommunizieren.

Es ist keine leichte Aufgabe, die Balance zwischen der notwendigen Selbstfürsorge und den nach wie vor bestehenden finanziellen Verpflichtungen zu finden. Das war eine der größten Herausforderungen. Ich musste lernen, meine Kräfte richtig einzuteilen und Prioritäten zu setzen, um sowohl meine Gesundheit als auch meine finanzielle Stabilität zu sichern. Dabei wurde mir bewusst, wie wichtig es ist, sich auch in schwierigen Zeiten Unterstützung zu holen und klare Grenzen zu ziehen.

Meine Freundinnen möchten wissen, wie es mir geht, und selbst wenn ich in der Reha bin, mit mir Kontakt haben. Doch die Zeit einer stationären Reha ist meine Zeit. Zeit für mich, um mich neu zu sortieren, um Kraft zu tanken, loszulassen und neue Wege zu gehen, anderes kennenzulernen, zu intensivieren. Ich möchte raus aus alten Mustern, mich weiterentwickeln, eintauchen in das Angebot der Therapien und sie in mir und auf mich wirken lassen. Dabei würden mich Gespräche, Telefonate und Informationen zur Alltagsroutine daheim nur unterbrechen. Diese kontraproduktive Erfahrung hatte ich mit meinem Exfreund während der Reinkarnationstherapie gemacht. Ich bitte mein soziales Umfeld um Verständnis, dass ich mich zurückziehe, dass ich mich einhülle und den Schutz des Schweigens um mich lege. Wer mich liebt und mag, versteht und achtet meine Bedürfnisse. Daher ist es wichtig, dass ich weiß, was ich will, und das kommuniziere.

Reflexion 6. Etappe der Heldinnenreise:
Proben, Verbündete und Feinde

Nimm dir ein paar Minuten Zeit, besorge dir Zettel und Stift und dann beantworte in aller Ruhe die Fragen.

Denke darüber nach, welche Aktivitäten dir Freude und Freiheit schenken. Wie könntest du diese in deinen Alltag integrieren, um deine Lebensqualität zu verbessern? Notiere deine Gedanken und setze dir ein Ziel, um diese Aktivitäten regelmäßig durchzuführen.

Welche Therapien wurden dir empfohlen? Welche sprechen dich an?

Auf der sechsten Etappe der Heldinnenreise steht der Held vor einer Reihe von Prüfungen und Herausforderungen. Diese Phase markiert den Übergang in eine tiefere Ebene der Reise, in der der Held seine Fähigkeiten und sein Durchhaltevermögen unter Beweis stellen muss. Hier wird der Held nicht nur durch äußere Konflikte auf die Probe gestellt, sondern auch durch innere Kämpfe. Es ist eine Zeit des Wachsens und der Selbsterkenntnis, in der der Held wichtige Lektionen lernt und sich weiterentwickelt. In dieser Phase trifft der Held oft auf Verbündete, Feinde und Hindernisse, die seine Entschlossenheit und Anpassungsfähigkeit testen. Diese Prüfungen sind entscheidend, da sie dem Helden die Möglichkeit geben, seine Stärken und Schwächen zu erkennen und daran zu arbeiten. Die Bewährung ist ein notwendiger Schritt auf dem Weg zur Reife und zur Vorbereitung auf die kommenden großen Herausforderungen.

Mein Weg war nicht leicht. In den anthroposophischen Therapien fand ich eine wertvolle Unterstützung, die mir half, meine innere Stärke zu entdecken und zu kultivieren. Sie gaben mir die Struktur und den Halt, den ich brauchte, um weiterzumachen und das Leben trotz oder gerade mit Krebs zu genießen.

7. ETAPPE: KRAFT SCHÖPFEN VOR DER HÖHLE DES LÖWEN

Die Annäherung an die tiefste Höhle: Der Held nähert sich dem Ort der größten Herausforderung.

Kindheitstraum

Was würdest du tun, wenn du nur noch ein Jahr leben würdest? Wenn du dich jetzt noch fit fühlst, doch genau weißt, dass dein Leben in einem Jahr zu Ende sein wird?

Ein MRT von der Brust stand an. Weil es nur wenige Brust-Spulen, spezielle Einsätze für MRT-Geräte, in Deutschland gibt, fuhr ich für eine Untersuchung gute 180 Kilometer bis nach München. Das Ergebnis: Erneute Knotenbildung in meiner ohnehin schon gezeichneten rechten Brust. Es war Frühsommer. Ich rief Rita[37], eine meiner Freundinnen, an, war verzweifelt, denn ich wusste nicht, was ich noch tun sollte. In den letzten mehr als fünf Jahren hatte ich mich intensiv um meine Heilung bemüht. Ich hatte innegehalten, in mich hineingehorcht, abgewogen, Entscheidungen getroffen und umgesetzt. Sogar zum Gesundheits-Coach, zur Mentorin und Beraterin in Psychosomatischer Medizin und Work-Life-Competence hatte ich mich ausbilden lassen, um der Ursache auf die Spur zu kommen, und mich intensiv mit mir, meinen Gefühlen, meinen Ängsten, den seelischen, körperlichen und geistigen Aspekten auseinandergesetzt, die mit der Grund für eine Krebserkrankung sein könnten. Ich war mit meinem Latein am Ende und suchte Rat bei Rita. Sie empfahl mir den Film „Bucket List". Auf Deutsch heißt der Film „Das Beste kommt zum Schluss". Er erzählt die Geschichte von zwei Männern, die beide unheilbar an Krebs erkrankt sind. Sie erstellen miteinander eine Liste mit Dingen, die sie vor ihrem Tod noch erleben möchten und begeben sich auf eine abenteuerliche Reise. Dabei entwickeln die beiden sehr unterschiedlichen Männer eine tiefe Freundschaft und lernen wichtige Lektionen über das Leben, die Liebe und wahre Freundschaft. Ich heulte Rotz und Wasser und stellte mir die Frage: „Was würde ich tun, wenn ich nur noch ein Jahr leben würde?" Meine Antwort war klar und deutlich. Ich würde mir meinen Kindheitstraum erfüllen: Ein Leben in der Wildnis des südlichen Afrikas.

Ich malte mir meinen Traum aus: wärmende Sonnenstrahlen, offene Savannenlandschaft, das Brüllen der Löwen, eine Herde Elefanten, die im Schatten einer Akazie dösen. Glücklich sitze ich auf einem Termitenhügel und beobachte Giraffen, die in der Ferne vorbeiziehen. Ich schmiedete Pläne, bat meinen Arbeitgeber um ein Sabbatical und erlebte die kommenden Wintermonate in Südafrika. Am Kap der Guten Hoffnung (Cape of Good Hope) besuchte ich meine Freundin,

Andrea, und inmitten der Natur, ganz oben im Nordosten des Landes, an der Grenze zu Simbabwe lebte ich für ein paar Wochen in einem Camp, in dem Naturführer ausgebildet werden.

Zusammen mit ein paar Studenten saß ich in einem Busch-Bus. Der Fahrer lenkte den Kleinbus von Johannesburg in den Nordosten Südafrikas. Wir fuhren in der gleißenden afrikanischen Sonne sieben Stunden durch Dörfer, Städte, hügelige Landschaften und vorbei an unberührter Natur. Am Eingang des Kruger-Nationalparks stiegen wir in einen offenen Geländewagen um. Auf der Fahrt in das Camp kullerten mir Tränen über meine glühenden Wangen. Ich war tief in meinem Herzen berührt. Meine innere Stimme sagte mir in diesem Augenblick: Jetzt kann ich sterben.

Ich bin im Einklang mit mir und meinem Leben.

Ich spürte das Einssein mit mir und der Natur, mit dem Takt des Motors, den Auszubildenden, dem Fahrtwind und der glühenden Hitze auf meiner Haut.

Ich bin.

In jeder Zelle meines Körpers spürte ich bindungslose Liebe. Alles fiel von mir ab. Angst, Schwere, Zweifel. Ich fühlte mich losgelöst von allem und gleichzeitig war ich alles – das Geräusch des Motors des Geländewagens, der Stein am Wegesrand, der Fahrtwind, die Sonne, die Bäume am Horizont. Ich kniff mich sanft und fragte mich, ob ich noch hier war, noch lebte, meinen Kindheitstraum lebte, oder ob ich bereits schwebte. Ich hatte keine Schmerzen, obwohl die Fahrt alles andere als sanft war. Es ging querfeldein auf einer Sandpiste mit dem Allradfahrzeug über Stock und Stein.

Während der nächsten Wochen tauchte ich ein in den Rhythmus der Natur und lebte Tür an Tür mit Hyänen, Affen und Giraffen.

Diese Erfahrung schenkte mir nicht nur Frieden, sondern auch die Erkenntnis, dass ich mein Leben mit Krebs aktiv gestalten kann. Meine Brustspitze, die seit ein paar Wochen immer wieder etwas Flüssigkeit absonderte, trocknete ab und begann zu heilen. Ich schöpfte Kraft, genoss dieses Leben, das Einssein mit der Natur. Ich war im Hier und Jetzt. Meine Krebserkrankung, der Grund, weshalb ich hier war, war in weiter Ferne. Ich lebte, war überglücklich und nahm eine tiefe Glückseligkeit in mir wahr.

Zurück in Deutschland holten mich meine Ängste wieder ein. Es fühlte sich an, als hätten sie hier auf mich gewartet. Zum Glück konnte ich nach ein paar Arbeitswochen meine onkologische Reha antreten und mich erneut fallen lassen. Auf dem Weg dorthin wurde ich in einem Krankenhaus vorstellig, da die Entfernung meiner Brust unabwendbar geworden war. Mit dem Oberarzt besprach ich die rechtsseitige Mastektomie. Er erklärte mir das Einsetzen eines Implantates aus Silikon. Ich sagte ihm, dass ich nichts Künstliches in meinem Körper haben möchte. Ohne mich ausreden zu lassen, fing er gleich damit an, dass er den Rückenmuskel nach vorne ziehen und daraus meine neue Brust modellieren könne. Ich versuchte ihn zu unterbrechen, woraufhin er mir sagte, dass er mir für einen Brustaufbau aufgrund meines fehlenden Bauchspecks nur Material aus meinem Po entnehmen könne. Mit den Worten „Und Sie fassen mir nicht an meinen Hintern!", verließ ich das Krankenhaus.

Warum der Wandel und nun doch eine Mastektomie? Nach meinem Aufenthalt in der Wildnis trat wieder Flüssigkeit aus meiner Brustspitze aus, die sich zersetzte. Ein deutliches Zeichen für mich, mich der Höhle des Löwen zu nähern und die Situation anzunehmen.

Reflexion 7. Etappe der Heldinnenreise:
Annährung an die innerste Höhle

Als ich von der erneuten Knotenbildung erfuhr, stand ich wieder vor einer großen Herausforderung. Diese Diagnose zwang mich, mein Leben und meine Prioritäten tiefgehend zu überdenken. Es war eine Zeit voller Unsicherheit und Angst, aber auch eine Phase des intensiven inneren Wachstums.

Eine entscheidende Wendung kam, als ich mich entschied, in der Wildnis des südlichen Afrikas zu leben. Diese Entscheidung brachte mich in eine Umgebung, die mir half, Frieden zu finden und meine innere Kraft wiederzuentdecken. In der Wildnis spürte ich eine tiefe Einheit mit der Natur und das Loslassen all meiner Ängste und Zweifel. Diese Erfahrung zeigte mir, dass es möglich ist, selbst in den schwierigsten Zeiten Momente des Glücks und der Erfüllung zu finden. Aus dieser Zeit habe ich gelernt, wie wichtig es ist, seine

Träume aktiv zu leben.

Denke darüber nach, welche Träume und Ziele du hast, die du bisher vielleicht aufgeschoben hast. Welche Dinge würdest du tun, wenn du nur noch ein Jahr zu leben hättest?

Meine Empfehlung für dich: Nimm dir ein paar Minuten Zeit, besorge dir Zettel und Stift und dann schreibe eine Liste mit diesen Wünschen und überlege, wie du sie Wirklichkeit werden lassen kannst.

Sechseinhalb Jahre habe ich alles in meiner Macht Stehende getan, um meine Brüste zu erhalten. In diesen Jahren habe ich gebibbert, gezittert, gelebt, getanzt und mir meine Träume erfüllt. Ich habe Tiefen und Höhen erlebt, Knoten kommen und gehen sehen, Ängste durchgestanden. Diese sechseinhalb Jahre hat mir das Leben geschenkt!

Du fragst dich, ob das nötig war. Für mich: Ja! Ich brauchte diese Zeit, damit ich mich der endgültigen Entscheidung nähern konnte. Zuerst befand ich mich im Tal der Ahnungslosen. Dann kam im Herbst 2005 aus heiterem Himmel der Schock: Brustkrebs. Die Ablehnung und die Weigerung, die neue Situation anzunehmen. Auf der vierten Etappe meiner Reise begegnete ich meiner Mentorin oder besser gesagt meinen Mentorinnen. Sie gaben mir Rückhalt und ich verließ meine gewohnte Umgebung. Zweifel plagten mich und kleinere Prüfungen stellten sich mir in den Weg. Stets war ich darauf bedacht, immer die für mich richtige Entscheidung zu treffen und mir selbst treu zu bleiben. Auf dieser Etappe tankte ich durch die Erfüllung meines

Kindheitstraumes Energie für die bevorstehende Zeit und die entscheidende Prüfung. Nach dieser Prüfung folgte eine Belohnung, die mir den Weg zurück ebnete, gefolgt von einer letzten Probe, sodass ich schließlich mit einem Schatz zurückkehren konnte.

Du wüsstest gerne, ob ich rückblickend etwas anders gemacht hätte, da ich nun weiß, wie meine Heldinnenreise endet. Im Großen und Ganzen: Nein. Ich habe immer meine eigenen Entscheidungen getroffen – Entscheidungen, hinter denen ich einhundertprozentig stehe. Nun, gut, es gibt ein paar Kleinigkeiten, die ich heute anders machen würde. Entscheidend ist, dass ich keine Entscheidung bereue, jedoch noch mehr auf meine innere Stimme hören würde, auch wenn sie noch so leise ist. Ich würde ihr noch mehr Raum geben.

Diese siebte Etappe der Heldinnenreise bereitet uns auf die entscheidende Prüfung vor. Dies ist der Moment, in dem der Held zu einem kritischen oder gefährlichen Ort vordringt, der oft als Symbol für seine innerste Angst oder den größten Konflikt steht. Hier muss er seine Entschlossenheit und Bereitschaft stärken, sich den bevorstehenden Herausforderungen zu stellen. In dieser Phase wird der Held sowohl physisch als auch emotional darauf vorbereitet, die endgültige Konfrontation zu bestehen. Er sammelt alle Erkenntnisse und Ressourcen, die er bisher gewonnen hat, und plant sorgfältig seinen nächsten Schritt. Diese Vorbereitung ist entscheidend, denn sie ermöglicht es dem Helden, mit Klarheit und Mut ins Unbekannte vorzudringen.

8. ETAPPE:
GIB BEIDE

Die entscheidende Prüfung: Der Höhepunkt, in dem der Held seiner größten Angst begegnet.

Auf der Suche nach Symmetrie

Mit einer guten Bekannten von der Reha saß ich in einem kleinen, gemütlichen Café auf der Havelhöhe. Die Sonne wärmte mein Gesicht und ich hatte es mir in einem Strandkorb bequem gemacht. Seine Wände vermittelten mir Geborgenheit und gaben mir Schutz. Corin* ist Ärztin, erkrankte selbst an einem Mamma Ca und hatte eine Brust-OP[38] hinter sich. Sie schaute mich ernst an und sagte: „Du musst an deiner Haltung arbeiten. Setz dich gerade hin, zieh die Schultern zurück." Ich schaute sie verlegen an, fühlte mich schwach und schlucke. Atmete einmal tief in mich hinein und nahm ihren Rat an: Aufrecht, Schultern zurück, „Brust" raus, Kopf hoch. „Zeig dich!", sagte sie. „Du hast mir gerade gesagt, dass du leben willst. Also zeig dich! Im Moment machst du dich unsichtbar. Du igelst dich ein und befindest dich in einer Schonhaltung, die du niemals wieder loswirst, wenn du so weitermachst." Diese Worte trafen mich tief. War ich doch immer bemüht, eine aufrechte und keine gebückte Körperhaltung zu haben. Mir schossen die Tränen in die Augen. „Mist! Tut das weh!" Trotz des stechenden Schmerzes wusste ich, dass dies ein notwendiger Schritt auf meinem Weg war. Der Schmerz durchdrang mich, gleichzeitig fühlte ich die Kraft, die in ihren Worten steckte. Noch heute hallen ihre klaren, deutlichen Worte in meinem Kopf wider, und ich bin ihr unendlich dankbar. Dankbar, dass ich meine Finger hinter meinem Rücken auf Höhe meiner Schulterblätter wieder berühren kann und dass ich eine aufrechte Haltung habe. Sie wusste aus eigner Erfahrung, wie ich mich fühlte. Sie war mir ein paar Schritte voraus und wusste, wie sehr ich mit mir gerungen hatte, um die entscheidende Antwort zu geben. Denn: Für diesen entscheidenden Schritt brauchte ich ganz viel Mut. Ich hatte große Angst. Angst vor mir selbst, vor meiner Entscheidung, vor dem Unbekannten, wie es mir nach der OP ergehen wird. Werde ich noch ich sein? Werde ich meine Entscheidung, die unwiederbringlich ist, bereuen? Wie werde ich es schaffen, mit meiner Entscheidung zu leben? Ohne Brüste zu leben? Werde ich die Schmerzen körperlich und psychisch aushalten?

Eine meiner Mentorinnen, eine erfahrene anthroposophische Ärztin, die ich seit Jahren immer wieder sehe, wenn ich zur stationären Reha gehe, sah bei dem Aufnahmegespräch, dass meine Brustspitze aufgebrochen war und nässte. Ich erzählte ihr von meiner Erfahrung mit dem Oberarzt im Krankenhaus. In Absprache mit mir vereinbarte sie einen Termin für eine Stanzbiopsie in einer Klinik ihrer Wahl, um die genaue Ursache für die austretende Nässe aus meiner Brustspitze mittels einer Mamillen PE[39] abzuklären. Dadurch erhielt ich Klarheit und die Möglichkeit, mir eine weitere Klinik für eine Mastektomie anzusehen. Ich willigte ein, hatte keine Kraft mehr, fühlte mich ausgelaugt. Meine Angst schwand. Ich wusste, dass dieser Schritt nun unausweichlich ist und ich mich der Situation bereits angenähert hatte. Aber die Begegnung mit dem Oberarzt sah ich als Zeichen an, dass der richtige Zeitpunkt noch nicht gekommen war.

Beide Ärztinnen erkennen die Veränderung als Morbus Paget der Mamille[40], das durch die leicht schmerzhafte Biopsie bestätigt wird.

Ich fuhr vom Krankhaus zurück zur Reha-Klinik. Mein Gedankenkarussell lief auf Hochtouren: Ich will kein Implantat, keinen Expander und kein Silikon. Wie gleiche ich die Asymmetrie aus? Ist eine äußerliche Prothese für mich die Wahl oder stopfe ich Schurwolle in den BH? Womit fühle ich mich wohl? Wie wird es aussehen? Wie groß sind die Schmerzen? Und über allem schwebte wieder die Frage: Werde ich es schaffen, den Krebs zu überleben, und habe ich dann endlich Ruhe?

„Gib beide", hörte ich eine Stimme – klar und deutlich. Ich drehte mich erschrocken um. Wer war in meinem Auto? Reflexartig trat ich voll auf die Bremse. Ich war allein in meinem Auto und zum Glück auch auf der Autobahn, sonst hätte es geknallt. „Was?", fragte ich erschrocken und hörte erneut: „Gib beide." Ich konnte es nicht fassen. Wessen Stimme hörte ich und wo kam sie her? Laut und deutlich. Wer sagte: „Gib beide."? Ich war irritiert, verwirrt und für den Bruchteil einer Sekunde fragte ich mich, was das bedeutete. Dann wurde es mir klar, sonnenklar, und ich spürte die Erleichterung. Es war, als fiele eine Last von mir ab. Ich schien zu fliegen, so leicht war es mir auf einmal. Dann löste ich meinen Fuß von der Bremse und trat sanft auf das Gaspedal. Mit der Geschwindigkeit kamen auch meine Gedanken wieder. Ich konnte noch immer nicht begreifen, dass das meine Gedanken waren, was da aus der Tiefe in mir einfach so auftauchte – mein eigener Geistesblitz. Ich war entsetzt über meinen ureigenen innersten Wunsch und über meine Gedanken, wollte es nicht wahrhaben. Sind es meine Gedanken oder ist es mein Höheres Selbst[41], mein Schutzengel, der sagte: „Gib beide."? Fast sieben Jahre hatte ich gekämpft und nun sollte ich beide Brüste entfernen lassen. Nein, das konnte nicht sein und es konnte auch nicht sein, dass es sich so leicht anfühlte. Da war irgendwo ein Fehler in meinem System. Irgendetwas, das mir einen Streich spielte. Ich fragte mich, ob ich irgendein Medikament genommen hatte oder in irgendeiner Form halluzinierte. Meine Ratio übermittelte mir zwei eindeutige Neins. Doch was veranlasste mich, dass ich diese beiden Worte hörte? Ich versuchte, mich mir ohne Brüste vorzustellen. „Nein, unmöglich, das geht so nicht." Doch dieses Gefühl der Leichtigkeit war immer noch vorhanden und es verstärkte sich jedes Mal, wenn ich versuchte, den Gedanken wieder zu erfassen und in meinem Kopf zu bewegen. Oh, was hätte ich als Teenager dafür gegeben nur ganz kleine oder sogar gar keine Brüste zu haben. Beim Sport waren sie einfach immer im Weg. Sie hopsten beim Laufen fröhlich von links nach rechts und am Ende einer Sportstunde taten sie weh. Sport-BH, ja, Sport-BH wäre die Lösung gewesen. Jedoch starb meine Mutter, als ich sieben Jahre alt war und weder meine Oma noch mein Vater hatten Erfahrung mit Sport-BHs und ich liebte den Sport. Doch heute, 2012, mit 41 Jahren, liebte ich meine Brüste, sie waren Teil und Ausdruck meines Frauseins. Ich hatte doch schon meine Mutter, meine Oma und meine Tochter an dieser gnadenlosen Krankheit verloren. Und nun sollte ich auch noch meine Brüste verlieren. „Nein, nein – nein, nein, das kann alles nicht wahr sein! Ich träume. Ich träume“, sagte ich mir immer wieder. Ich möchte aufwachen und raus aus diesem Szenario. Ich möchte mein unbeschwertes, glückliches Leben zurück. Während der weiteren Autofahrt haderte ich mit mir und schob diesen Gedanken fort. Was blieb, war dieses Gefühl der Leichtigkeit. Ich fühlte mich rundum eingehüllt und wie in Watte gepackt. Wann immer der Gedanke „Gib beide.“ auftauchte, nahm ich Leichtigkeit in mir wahr.

Ein paar Tage später übermittelte mir meine Reha-Ärztin das endgültige Ergebnis und ich erzählte ihr von der Situation auf der Autobahn. Sie nahm mich ernst und wir dachten miteinander den „Geistesblitz“ weiter. „Bin ich stark genug, dass ich diesen Schritt gehe? In welcher Klinik? Werde ich mich ohne Brüste wohl fühlen?“ Sie nahm sich Zeit für mich, viel Zeit, und ich konnte mit ihr mein Gedankenchaos ordnen. Am Ende des Gespräches empfahl sie mir, dass ich mir selbst einen Brief schrieb – einen Liebesbrief. Das fühlte sich merkwürdig an. Ein paar Tage trug ich den Gedanken mit mir und dann setzte ich mich an das kleine Schreibpult in meinem Zimmer. Ich schaute aus dem Fenster über die Baumwipfel gen Horizont und begann: „Liebe Kirsten, …“

Ich erkannte, dass meine Weiblichkeit nicht nur durch meine Brüste dargestellt wird, dass sie noch viel, viel mehr ist. Am Ende der Reha traf ich die bewusste Entscheidung und nahm an, was mir meine innere Stimme, mein Unterbewusstsein, dieser Geistesblitz mitgeteilt hatte. Ich war bereit für den entscheidenden Schritt.

Zurück in meiner gewohnten Umgebung holten mich meine Ängste und meine Zweifel wieder ein. Die Nachricht meiner dritten

Krebsdiagnose traf mich im Nachhinein mit ungeahnter Wucht. Diese Tatsache durchdrang mich bis in jede noch so kleine Zelle. Die Vorstellung, dass meine Brust, ein Teil von mir, bald für immer verschwunden sein würde, fühlte sich an wie der Verlust meiner Identität. Diese Vorstellung, dieser Verlust eines so integralen Teils meiner Weiblichkeit, erdrückte mich. Tränen flossen, ich hatte keine Kontrolle über meine Emotionen und Gefühle. Ich konnte keinen Gedanken fassen, mir war alles zu viel. Ich brach psychisch zusammen.

Ein paar Tage nach der Hochzeit meines Bruders fand die beidseitige Mastektomie ohne Brustaufbau statt. Meine beste Freundin begleitete mich auf dem Weg in den OP-Saal. Ich kämpfte mit mir, meinen Ängsten, und wollte abhauen, mich heimlich wegschleichen. Zu spät, das Dormicum[42] wirkte.

Tipp:

In dem Gepäck, das ich für einen Krankenhausaufenthalt packte, befand sich immer eine Thermoskanne sowie eine Handvoll Globuli, die mir eine erfahrene Heilpraktikerin[43] zusammengestellt hat, damit ich eventuell auftretende Neben und Nachwirkungen frühzeitig lindern konnte. Mit beidem habe ich beste Erfahrungen gemacht und unterstütze meinen Körper bei der Genesung und Funktionswiederherstellung. Ich beginne mit den homöopathischen Kügelchen bereits ein paar Tage vor der Operation und nehme sie bis zu drei Monate danach laut Angaben ein. Dabei lasse ich sie langsam auf der Zunge zergehen. Die Thermoskanne fülle ich, kurz bevor ich in den OP-Saal gefahren werde, mit heißem Wasser und stelle es auf meinen Nachttisch / Beistelltisch mit einer Tasse in erreichbare Nähe. Wenn ich zurück in meinem Zimmer bin und aufwache bitte ich die Pflegekraft oder die Schwester, mir heißes Wasser in die Tasse zu füllen. Nach der Mastektomie war es nicht ganz so einfach wie sonst, aus dem Becher zu trinken. Ich bekam eine Schnabeltasse und die Schwester war mir bei den ersten Schlucken behilflich. Mit heißem Wasser habe ich die positive Erfahrung gemacht, dass sich mein Darm von der Trägheit auf Grund der Narkosemittel viel schneller wieder erholt und ich Stuhlgang habe. Bis ich den ersten Nach-OP-Stuhlgang habe, trinke ich ausschließlich heißes Wasser, bis zu 2 Liter am Tag. So manche Schwester und Ärztin haben sich gewundert, dass sich meine Darmtätigkeit so schnell regeneriert.

In den ersten Tagen nach der OP war es mein Ziel, alleine bis zur Toilette zu kommen und mir selbst den Po abwischen zu können. Ein weiterer Meilenstein auf dem Weg in meine neue Normalität war die erste Dusche nach der OP. Die Schwester war mir behilflich und stellte mir die richtige Höhe des Duschkopfes ein. Sie regulierte die Temperatur, während ich mein OP-Hemdchen abstreifte. Endlich war es so weit. Hurra! Ich spürte die nassen Tropfen auf meiner Haut! Die Anspannung fiel von mir ab. Das Wasser wusch das Orange des Desinfektionsmittels ab, mit dem ich am OP-Tag eingepinselt worden war. Jeden Tropfen des Wasserstrahls kostete ich aus und fühlte das warme Nass auf meiner Haut. Die Schwester hatte mich im Bad allein gelassen. Sie bezog mein Bett frisch und war somit nahe bei mir, falls mir schwindelig wurde. Ich genoss die feuchte Wärme auf meiner Haut. Das kleine Badezimmer war durch den Dampf kuschelig warm geworden. Ich setzte mich auf den Hocker, den mir die Schwester bereitgestellt hatte, bevor sie das Badezimmer verließ. Sanft trocknete ich mich ab, tupfte die Feuchtigkeit achtsam über den Narben ab. Um sie herum fühlte sich meine Haut taub an.

Der beschlagene Spiegel gab schemenhaft die Umrisse meines Körpers frei. Traurigkeit stieg in mir auf. Durch die automatische Belüftung im innenliegenden Badezimmer klärte sich der Spiegel immer mehr, bis ich mein Spiegelbild vollständig sah. Es ist grundehrlich: Ich habe keine Brüste mehr. Tränen kullerten über meine Wangen. Ich spürte Unbehagen und war froh, dass ich allein war. Meine Atmung stockte. Leere. Die Tränen kullerten über meine Wangen. Ich fühlte mich schwach, wollte zurück in mein Bett und mich einkuscheln. Verkriechen.

Ein Gedanke, der mich sehr wunderte, jedoch meine Stimmung hob und mich erfreute, war der, dass ich wieder symmetrisch bin. Er löste Erleichterung in mir aus. In den letzten Jahren hatte ich mein Aussehen, meine Asymmetrie, immer wieder kaschiert. Künftig werde ich diesen Gedanken hervorrufen, wenn ich traurig bin. Ich griff nach meiner Lieblingskörperlotion. Sie stand in der perfekten Höhe. Die Schwester hatte wirklich an alles gedacht! Eingehüllt in meinen eigenen Pyjama kehrte ich zurück in mein frisch bezogenes Bett. Danke, Schwester, dass ich die Zeit für mich hatte und ich mit mir sein durfte. Danke! Danke an das gesamte Team des Gemeinschaftskrankenhauses Havelhöhe.

Direkt nach der Operation hatte ich als Erstes wieder richtig atmen gelernt. Anstatt einer oberflächlichen, flachen Atmung führte ich meinen Atem bewusst tief in meinen Bauchraum. Ich nahm wahr, wie meine Lungenflügel sich füllten und wie mein Atem meinen Bauch beim Einatmen hob und beim Ausatmen senkte. Ich spürte, wie die Atemluft meinen Brustkorb bewegte. Dieses tiefe, in den Bauch hinein Atmen hat mich durch so manchen Schmerz hindurch getragen. Mit jedem dieser Atemzüge bewegte sich mein Oberkörper. Je tiefer ich atmete, desto mehr bewegte es sich in mir. Ich legte meine Hände auf meinen Unterleib und spürte die Bewegungen. Mit jedem Atemzug führte ich meine Hände nach oben, bis sie auf meinem Rippenbogen lagen. Ich atmete weiter, atmete tief in den Bauch und ließ die aufsteigenden Gedanken kommen und gehen. Hier im Krankenhaus hatte ich Zeit. Niemand hetzte mich. Alles war auf meine Genesung ausgerichtet und ich konnte meinen Teil dazu beitragen – in meinem Tempo. War ich bereit für den nächsten Schritt? Ja, ich war bereit! Ich führte meine Hände weiter aufwärts, bis ich sie auf meine Narben legen konnte – dort, wo vorher meine Brüste waren. Ich tauchte mit meinen Händen in die Energie ein, nahm wahr, fühlte und war eins mit mir. Für die Beschreibung dieses Gefühls fehlen mir die Worte. Ich atmete und ließ die Tränen fließen. Tränen der Heilung. Sie taten mir gut und nahmen die Traurigkeit über den Verlust mit. In den folgenden Tagen wiederholte ich diese Bewegung, bis ich mich mit ihr wohlfühlte und keine Tränen mehr flossen. Meine Hände waren meine heilenden Werkzeuge für den nächsten Meilenstein – die Narbenpflege.

Ich legte meine Hände auf meinen Pyjama und begann mit der Übung. Der Stoff hielt mich, meine Hände, ein wenig auf Distanz. Mit der Zeit tastete ich mich heran und legte meine Hände auf meinen nackten Bauch. Ich spürte meine weiche, angenehme Haut und tastete mich an die Narben heran. Ich erkannte ihre Struktur. Wie fühlten sie sich an? Sind sie uneben, gerade, gebogen, wulstig oder noch mit Schorf behaftet?

Mit dem sanften Berühren durch die Kleidung hatte ich mich herangetastet an meine Wunden. Ich war ihnen behutsam nähergekommen und aus den Wunden sind Narben entstanden, die ich nun pflegte und geschmeidig werden ließ. Fast zwei Wochen waren vergangen, bis ich mit der Narbenpflege beginnen konnte. Diese Zeit hatte ich genutzt und auch gebraucht, um mich auf diesen Schritt vorzubereiten. Beim Verbandswechsel in den ersten Tagen konnte ich bereits einen Blick auf die Narben erhaschen und am dritten Tag durfte ich duschen und beim Abtrocknen die Narbe sanft abtupfen. Am 10. Tag wurden die Fäden gezogen und zwei Tage später durfte ich mit der Narbenpflege beginnen. Die Physiotherapeutin zeigte mir, wie ich mit leichten, kreisenden Bewegungen mit meinen Fingerkuppen neben den Narben anfangen konnte. Ich freute mich, dass ich wieder etwas mehr für mich und meine Heilung tun konnte. Das gab mir Kraft und stärkte mein Selbstbewusstsein. Ich konnte mich pflegen und war aktiv an meiner Genesung beteiligt. In den folgenden Wochen und Monaten wurden meine Berührungen intensiver. Es ging darum, dass meine Haut wieder ganz beweglich wurde und die Narben sich verschieben ließen. Auch das verklebte, tiefer liegende Gewebe sollte sich lösen und bewegen können. Ich spürte, wie die Empfindungen wieder erwachten und freute mich, dass das stumpfe, dumpfe Gefühl verschwand. Die Nervenenden regenerieren sich, und wenn ich sanft über meine Haut strich, erlebte ich, wie sie reagierten. Ich freute mich, dass das prickelige Gefühl wieder erwachte und ein wohliges Gefühl in mir erweckte.

Ich spürte meine Finger wieder auf meiner Haut, wie sie über die Narben und ihre Umgebung gleiten. Ich hatte nicht erwartet, dass ich jemals wieder solche Empfindungen an den Stellen wahrnehmen konnte, wo meine Brüste einst waren. Hatte ich doch Jahrzehnte nach meiner Operation am Schienbein noch immer ein stumpfes Gefühl und konnte die Schmerzen, wenn ich mich stoße, nicht von sanften Berührungen unterscheiden, geschweige denn genau lokalisieren. Ich freute mich so sehr über meine Empfindungen, dass ich tanzte. Ich war glücklich und freute mich, dass ich mich von meiner inneren Stimme „Gib beide." hatte leiten lassen. Die Leichtigkeit war wieder da.

Tipp

Zur Narbenpflege verwendete ich monatlich abwechselnd Johanniskrautrotöl, Kokosöl, Elyth-Salbe, Narbengel von Wala, Calendula- und Arnika-Salbe von Weleda.

Ich nahm eine weiche Gesichtsbürste, eine Zahnbürste, einen Igel-Ball, ein Handtuch und unterschiedliche natürliche Gewebe und massierte und stimulierte damit meine Haut / meine Narben zuerst langsam und sanft, später kräftig, rubbelnd. Die Bewegungen drangen tief in mein Gewebe ein, „kitzelten die Nerven" hervor und förderten die Durchblutung.

Was für mich normal ist, ist noch lange nicht normal für andere. Jede Frau hat ihre eigenen Bedürfnisse und Ansprüche an die eigene

Beweglichkeit. Spüre achtsam in dich hinein und nimm wahr, was möglich ist. Einkäufe heben, eine Handtasche tragen, sich anziehen, Wäsche aufhängen, Auto fahren und Ähnliches sind für uns noch am selbstverständlichsten. Anders verhält es sich mit den individuellen und sportlichen Aktivitäten. So konnte ich noch Jahre später nicht einmal einen Tagesrucksack tragen. Er engt mich so ein, dass ich das Gefühl habe, dass ich keine Luft bekomme. Meine aufrechte Körperhaltung habe ich jedoch zurückerlangt. Dank des Hinweises „‚Brust' raus. Kopf hoch. Zeig dich.", habe ich meine Schutz- und Schonhaltung (runder Rücken, gebücktes Gehen, hängende und nach vorne gezogenen Schultern) abgelegt und bin meiner selbst kreierten Schutzhülle entkommen. Unbewusst sollte sie mich weniger angreifbar machen – vor Blicken, Worten und Gefühlen schützen. Wirklich helfen konnte mir nur mein gestärktes Selbstbewusstsein. Indem ich mir eingestand, dass ich Schutz suchte, ging ich den ersten Schritt. Mit der Haltung ebnete ich den Weg für die emotionale Heilung meiner Wunden. Anfangs zwang ich mich sanft bis an die Schmerzgrenze und erlebte, dass ich meine Schultern immer ein wenig weiter nach hinten bewegen konnte. Noch fühlte ich mich unsicher, angreifbar und verletzt.

Die Fahrt mit dem Bus von der Klinik zum Bahnhof war unangenehm: Jedes Holpern und jede Unebenheit auf der Straße spürte ich in meiner Narbe. In die Bahn umzusteigen und auf der Straße von vorbeihastenden Passanten angerempelt zu werden, war für mich eine Grenzerfahrung. Nach der Fahrt mit den öffentlichen Verkehrsmitteln ließ ich mich auf halber Strecke erschöpft auf den Beifahrersitz im Auto meiner Freundin fallen. Wieder daheim schlief ich müde und glücklich in meinem Bett ein, umhüllt von reinem Leinen.

„Verdammt, ist der Wasserkocher schwer!", entfuhr es mir. Meine Freundin hatte am Morgen, bevor sie zur Arbeit gegangen war, Wasser aufgefüllt, sodass ich es nur noch heiß machen musste, um meinen Tee aufzubrühen. Die Bewegung, die für uns alle selbstverständlich und alltäglich ist, war für mich nach der OP die erste kleine Herausforderung in meinen eigenen vier Wänden. Ich stellte den Wasserkocher wieder ab. Im Vorfeld der OP hatte ich an so vieles gedacht und konnte aus meinen Erfahrungen von diversen operativen Knotenentfernungen der letzten sechs/sieben Jahre schöpfen. Bereits Wochen vor der OP hatte ich begonnen, mir Gedanken darüber zu machen, wie ich mich organisiere, ohne groß auf Hilfe angewiesen zu sein, da ich allein lebte. Ich kaufte haltbare Lebensmittel ein, kochte vor, fror oder weckte Mahlzeiten ein, machte meine Wäsche, bügelte alles weg, sortierte, ordnete und legte mir die Bücher bereit, die ich lesen wollte. Auch meine Zugfahrkarten kaufte ich vorab. Nur den Gepäcktransportschein für die Rücksendung meiner Reisetasche hatte ich vergessen, zu organisieren. Dabei half mir die Physiotherapeutin in der Klinik.

Vor meiner Abreise nach Berlin ins Gemeinschaftskrankenhaus Havelhöhe hakte ich meine Checkliste ab, um mir die Rückkehr nach Hause so angenehm wie möglich zu gestalten. Denn sicher war, dass ich nach der OP einen eingeschränkten Bewegungsradius meiner Arme haben würde und nichts heben konnte oder durfte. Dabei half mir mein Organisationstalent. Sowohl als Eventmanagerin als auch später im südlichen Afrika hatte ich die sieben P's kennengelernt: Prior proper planning prevents piss poor performance (auf Deutsch: Vorausgehende gründliche Planung schützt vor dilettantisch schlechter Ausführung). So plante ich auch meine beidseitige Mastektomie strategisch. Ich wollte mich bestmöglich auf diese entscheidende Veränderung in meinem Leben vorbereiten. In meiner kleinen Küche stellte ich Teller und Tassen in voraussichtlich erreichbare Höhen. Als meine Freundin Andrea anrief und fragte, ob sie für ein paar Wochen vorübergehend bei mir wohnen könne, brachte ich keinen Ton über die Lippen, bin sprachlos. Wie sehr hatte ich mir insgeheim gewünscht, nicht allein zu sein, wenn ich nach Hause kam. Dass jemand Vertrautes da war, wenn etwas war oder ich etwas brauchte oder einfach nur reden wollte. Mein Herz hüpfte und ich hörte mich sagen: „Natürlich kannst du wieder bei mir einziehen. Das weißt du doch. Immer und jederzeit!" Andrea und ich haben Erfahrung im Miteinanderleben. Im Januar 2008 lernten wir uns in Kapstadt kennen. Als ich 14 Tage später meine Tour durch das südliche Afrika begann, verabschiedete ich mich von ihr mit den Worten: Wann immer du nach Deutschland kommst, kannst du bei mir wohnen." Seitdem wohnte sie mal bei mir in Deutschland, mal ich bei ihr am Kap. Ich war glücklich, so tief berührt und freute mich, dass mein Wunsch erhört wurde. Eine Freudenträne kullerte über meine Wange und Erleichterung machte sich in mir breit. Ich schaffte Freiraum in meinem Kleiderschrank und stellte Dinge in den Keller, sodass in meiner kleinen eineinhalb-Zimmerwohnung ein wenig mehr Platz war.

Ich nahm einen zweiten Anlauf, balancierte den schweren Wasserkocher aus, machte mir einen Tee und setzte mich auf mein Sofa. Dann genoss ich die Ruhe und fühlte mich wohl. Endlich war ich wieder in meiner gewohnten Umgebung. Andrea hatte eingekauft, der Kühlschrank war voll und ich brauchte mich um nichts kümmern. Traumhaft, wunderbar – einen ganzen Tag im Pyjama und Energie tanken, auf dem Balkon sitzen, die Sonnenstrahlen genießen und lesen. Meine Buchempfehlung: „Der Pfad des friedvollen Kriegers" von Dan Millman[44.]

Der Hunger rief und ich wollte mir eine Scheibe von dem frischen Brot abschneiden. Das überstieg meine Kräfte, so holte ich zwei eingefrorene Brotscheiben aus dem Gefrierfach, die ich bereits vor Andreas Anruf in das Tiefkühlfach gelegt hatte. Nach der leiblichen Kräftigung zeichnete ich zur Stärkung meiner Ich-Kraft „Meinen Seelengarten“[45].

Diese Übung ist sowohl eine kreative Aktivität als auch ein Weg, um inneren Frieden zu finden und sich selbst anzunehmen. Durch das Malen, Zeichnen und Gestalten des eigenen Seelengartens können die offensichtlichen und tieferliegenden Emotionen und Gedanken dargestellt und ein sicherer, sichtbarer Raum geschaffen werden, der nur uns gehört. Es ist eine kraftvolle Methode, um mit dem eigenen inneren Selbst in Kontakt zu treten und gleichzeitig die kreative Energie freizusetzen, die zur Heilung und Selbstfindung beiträgt.

2006 zeichnete ich meinen ersten Seelengarten auf Papier. Diese Übung lernte ich durch Frau Sichelschmidt, eine erfahrene anthroposophische Ärztin, kennen. Sie erklärte mir, wie ich meinen Seelengarten authentisch male und gestalte. Das, was in mir dunkel ist, was mir Angst macht, darf genauso sein wie das Farbenfrohe, Leuchtende.

„Alles darf sein.

Die Zeichnung ist kein moralisches Urteil!

Es geht um die Wahrhaftigkeit“,

sagt sie.

Ich darf die Scham genauso auf Papier bringen, wie den Zorn, die Hoffnungslosigkeit ebenso wie meine Zähigkeit, meine Willenskraft und meinen Lebensmut.

Noch so frisch nach der beidseitigen Brustentfernung kritzelte ich nur ein paar Striche auf das leere Blatt. Dafür ließ ich meine innere Bilderwelt lebendig werden, die ich über die kommenden Wochen peu à peu auf einen großen Zeichenblock malte. Und so entstand erst in meinen Gedanken und später auf Papier mein neuer Seelengarten. In meinen Gedanken legte ich die Grundlage für mein zukünftiges Ich.

Als erstes gestaltete ich meinen Ich-Turm. Er ist wie meine Wirbelsäule, hat Rundungen, Ecken und Kanten, ist beweglich. Immer und immer wieder baute ich an ihm und wuchs mit den Wochen mit ihm. Um meinen Ich-Turm baute ich einen Schutzwall. Den Wall erbaute ich aus Steinen meiner Erfahrungen und meiner Hindernisse. Aus Steinen, über die ich stolperte, errichtete ich eine Brücke. Manch ein Stolperstein beinhaltete eine Druse. Dieser Stein wurde zum Brückenpfeiler. Meinen Schutzwall gestalte ich flexibel und setze ihn immer wieder instand, da er sonst zerfallen würde. In meinem Garten gibt es Beete der Liebe und der Kommunikation sowie eine Hecke des Selbstvertrauens. Es gibt einen Dschungel, in ihm liegt Verborgenes und Unbekanntes. Zwischen den Bäumen des Mutes und der Freude habe ich eine Hängematte aufgehängt. In ihr ruhe ich mich aus und schaukele in die Zuversicht – hin und her zwischen meiner Vergangenheit und der Zukunft. Am Teich der Tränen steht eine Trauerweide. Sträucher der Gelassenheit und der Hoffnung wachsen und gedeihen. Moose des Hasses und der Kränkungen erinnern an ferne Situationen. Der Giersch spiegelt meine Zähigkeit wider. Blumen, die singen, lachen, tanzen und springen, leuchten mir farbenfroh entgegen. In meinem Garten ließ ich einen Wasserlauf entstehen, der heilende Kräfte fließen lässt. Einen Teich der Gesundheit hob ich aus und fand einen unentdeckten Schatz. An eine andere Stelle setzte ich einen Komposthaufen der Transformation, schaffte eine Ruhezone mit einer Bank aus Eichenholz und einem Gartentor mit der Aufschrift „Halt. Bitte läuten Sie die Glocke." Dabei achtete ich darauf, dass die Tür geschlossen ist. Briefe der Liebe, Päckchen der Nähe, Pakete der Anklage, Worte des Mitgefühls und Bedürfnisse der anderen lege ich auf einem Regal neben dem Eingang außerhalb meines Schutzwalls ab. Ich schaue sie mir an, lasse sie warten, nehme sie an mich oder werfe sie auf den Komposthaufen. Das Kompostierte wird nach der Verarbeitung Dünger werden für Neues. Es kann durch die Verdauung zu etwas Eigenem umgebaut werden. Meine Gartenhelfer sind eine Mistforke, eine Schubkarre, die Sonne und der Regen. Im Unterholz gibt es einen Platz für Feen. Es gibt Kunst, Engel und Religion. Auf der Terrasse vor meinem Schutzwall empfange ich meine Gäste. Denn meinen Seelengarten betrete nur ich.

An manchem in ihm erfreue ich mich, verwerte, was für mich nützlich ist, oder kompostiere es. Ich schnitzte mir ein Gesicht in einen alten Baum, denn ich brauche das Gegenüber. Ich gebe acht auf mich. Mein Garten ist meine Selbsterhaltung. So wie ich meinen Garten achte, achte ich die Gärten der anderen. Ungefragt gehe auch ich in keinen anderen Garten. Ich stelle keine bohrenden Fragen, schneide in keinen anderen Gärten herum.

Ich bin wachsam, denn überall wächst etwas und verändert sich. Ich nehme diese kleinen Veränderungen an mir und auch den anderen wahr. Ich spreche mit den Seelen-Pflanzen und frage, ob sie ausreichend Platz haben, ob sie sein dürfen. Mit der Zeit lerne ich meine Pflanzen besser kennen und frage sie, woher sie kommen und was sie mir sagen wollen. Ich achte auf das, was zusammengehört, gestalte es neu, pflanze etwas um. Ich schaue hin, rede mit den Pflanzen und auch den Tieren, die sich in meinem Garten ansiedeln.

So wie ich meinen Garten pflege, pflege ich meine Seele.

Eine Feuerstelle habe ich eingerichtet, dort kann ich Altes, Nutzloses verbrennen und mich an den Flammen und der Wärme erfreuen. Jeden Abend setze ich mich auf meine Bank unterm Quittenbaum, schaue in die Sterne und lasse den Tag Revue passieren: Ich frage mich, ob meine Tür auch tagsüber geschlossen war.

Übungsempfehlung

Zeichnen, malen und gestalten eines Seelengartens.

Alles, was in deiner Seele ist, kann sich im Seelengarten widerspiegeln. Details tauchen während des Gestaltungsprozesses auf.

Beginne mit deinem Ich-Turm. Um ihn herum ziehst du einen Schutzwall aus Steinen und integrierst eine Tür. Diese Tür kannst nur du von innen nach außen öffnen. Nur du kannst und darfst deine Tür schließen. Außen neben der Tür gibt es eine Klingel und eine Wartebank. Deine Gäste und Besucher empfängst du auf der Terrasse vor deinem Schutzwall.

Nun widme dich deinem Garten und schaue dich um. Was ist dort vorhanden? Was wächst denn dort? Tu dies bitte ohne Urteil. Es gibt keinen Vergleich, keine Rechthaberei. Alles darf sein!

Gerne wiederhole ich an dieser Stelle ein weiteres Mal:

Alles darf sein!

Die Wahrhaftigkeit, sich selbst gegenüber authentisch sein, ist ein enorm Ich-kräftigender Heldinnen Schritt.

Werde aktiv, lerne deinen eigenen Seelengarten kennen und genieße den Schaffensprozess.

Reflexion 8. Etappe der Heldinnenreise:
Die entscheidende Prüfung

Brustkrebs stellt Frauen vor einige der schwierigsten Entscheidungen ihres Lebens. Im Mittelpunkt steht oft die Frage: Welcher Brustaufbau ist für mich der Richtige?

Die Option der beidseitigen Mastektomie, um wieder das Gefühl der Symmetrie zu erzeugen, wird nur selten in Betracht gezogen. Die übliche Herangehensweise ist die einseitige Brustoperation. Egal, ob ein- oder beidseitig, der Eingriff ruft bei den meisten Frauen eine tiefgreifende Veränderung hervor, sowohl körperlich als auch emotional. Die Entfernung der Brust mag eine physische Veränderung mit sich bringen, sie mindert aber nicht im Geringsten den Kampfgeist und die Entschlossenheit. Diese pinken Amazonen zeigen uns, dass Schönheit nicht durch körperliche Merkmale definiert wird, sondern durch den Mut und die Liebe, die im Inneren eines Menschen stecken. Diese Kriegerinnen zeigen, dass wahre Stärke von innen kommt, egal was das Leben ihnen entgegenwirft. Sie ermutigen uns, uns selbst anzunehmen und unsere Einzigartigkeit zu feiern.

Aber was wäre, wenn die Option für die beidseitige Mastektomie öffentlich anerkannt würde? Wie oft habe ich in ungläubige Gesichter geschaut und die Aussage gehört: „Ach, das geht auch? Ja, wenn ich das gewusst hätte, dann hätte ich nicht diese Tortur mit Expander und Co erleiden müssen.“ Einigen Frauen wurde erst im Nachhinein bewusst, wie kalt sich künstliche Brüste anfühlen und wie unbequem sie beim Schlafen sein können. Selten werden die Risiken wie austretendes Silikon und Unverträglichkeit der inneren Prothese genau angesehen. Die Schmerzen, die diese Frauen durch Expander ertragen müssen, werden selten in dem Ausmaß beschrieben, mit dem sie hinter vorgehaltener Hand unter Gleichgesinnten ausgetauscht werden. Eher schämt Frau sich noch dafür, dass sie überhaupt Schmerzen wahrnimmt, denn eigentlich müsste sie ja glücklich und dankbar sein, dass es den Brustaufbau gibt und dieser sogar von der Krankenkasse bezahlt wird.

Was, wenn die beidseitige Mastektomie als weitere Option in Betracht gezogen würde und auch von den Krankenkassen als Alternative anerkannt und übernommen würde?

Es ist wichtig zu verstehen, dass es keine allgemeingültige „richtige“

oder „falsche“ Entscheidung gibt. Jede Person geht ihren eigenen Weg, basierend auf ihren Bedürfnissen, Überlegungen und persönlichen Erfahrungen. Die Stärke und Selbstakzeptanz, die aus der Wahl „oben ohne“ erwächst, können auch für andere inspirierend sein. Anfangs wollte ich einfach nur weg. Keine Blicke, keine Fragen, keine Antworten, keine Verantwortung. Heute gehe ich „oben ohne“ an den Strand und fühle eine tiefe Dankbarkeit für den Weg, den ich gewählt habe. Dieser Weg ist ein mentaler Heilungsprozess von der Diagnose 2005 bis heute. Durch die Diagnose Brustkrebs, die Schmerzen und Zweifel habe ich eine neue Stärke und Akzeptanz in mir entdeckt, die mich auf meinem weiteren Weg begleiten wird. Dir wünsche ich, dass du deine Entscheidungen informiert und selbstbewusst triffst, ohne dass du dich von äußeren Erwartungen oder Vorstellungen beeinflussen lässt. Die Erkenntnis, dass jede Entscheidung ihre eigene Berechtigung hat, kann befreiend und ermächtigend sein. In einer Gesellschaft, die oft starr in ihren Vorstellungen von Schönheit und Normalität ist, ist es entscheidend, dass wir unseren eigenen Weg finden und ihm folgen. Im nächsten Kapitel betrachten wir die Stärke und die positiven Veränderungen, die aus diesen schweren Entscheidungen hervorgegangen sind. Dies ist der Lohn, die Belohnung, für die konsequenten Entscheidungen, die mich durch diese Phase meines Lebens getragen haben.

Meine Empfehlung für dich: Nimm dir ein paar Minuten Zeit, besorge dir Zettel und Stift und dann beantworte in aller Ruhe die Fragen.

Wovor hast du Angst? Wie fühlt sich die Angst an? Gibt es unterschiedliche Ängste? Welche sind das?

Wenn du ins Stocken gerätst, dann nimm den Faden wieder auf und schreib: Ich habe Angst vor....

Abschließend fasse ich für dieses Kapitel zusammen, dass diese Prüfungen oft lebensbedrohlich sind und nicht nur von uns, sondern auch von dem Helden den Einsatz all seiner Fähigkeiten, seines Mutes und seines Durchhaltevermögens verlangt. In dieser Phase werden wir auf die Probe gestellt und müssen beweisen, dass wir die innere Stärke besitzen, die Aufgabe, die uns das Leben gestellt hat, zu meistern. Denn Krebs kann nun einmal tödlich enden. Sich mit dieser Option auseinanderzusetzen, bedeutet, sich seine eigene Endlichkeit bewusst zu machen, die uns bereits mit der Konzeption mitgegeben wurde. In dem Moment, in dem ich mir meine Todesängste genauer ansah, bemerkte ich, dass ich nicht Angst vor dem Tod habe, sondern davor, wie ich sterbe. Diese Phase der Heldinnenreise fordert uns auf allen Ebenen heraus und bietet gleichzeitig die Möglichkeit für tiefgreifendes persönliches Wachstum.

Die folgende Aufgabe hörte sich für mich anfangs etwas irritierend an. Als ich mich jedoch intensiver mit der Fragestellung auseinandergesetzt habe, gab es mir eine andere Sicht auf mein Leben.

> Nimm dir Zeit und notiere hier für dich, wie deine eigene Beerdigung aussehen darf. Schreib auf, wie du möchtest, dass deine Verabschiedung vom Erdenleben zelebriert wird.

9. ETAPPE: DER HEILENDE PFAD ZWISCHEN ZWEI WELTEN

Die Belohnung: Nachdem der Held die Prüfung bestanden hat, erhält er eine Belohnung.

Khaki Fever

Mein maßgeschneidertes Kompressionshemdchen war fertig! Es war gar nicht so einfach, in dieses enge Teilchen zu schlüpfen. Meine Armbewegungen über Kopf waren noch nicht wieder vollkommen möglich. Zusätzlich ließ es sich kaum dehnen und saß extrem eng, damit es seine Funktion erfüllte, meine Haut am Platz hielt, Schwellungen oder Flüssigkeitsstau sowie ungewollte Dehnungen und Verschiebungen um die Narben herum verhinderte. Mit ein wenig Übung wurde das Anziehen einfacher. Ich trug dieses Hemdchen über ein Jahr lang täglich. Auch nachts. Selbst bei über 40 Grad in der Wildnis des südlichen Afrikas. Liebevoll nannte ich es meinen sanften Panzer.

An den Tagen nach der OP verursachte schon die kleinste Bewegung, zum Beispiel nach einem Wasserglas oder der Tasse zu greifen, Schmerzen. Dieser Schmerz triggerte unwillkürlich den Verlust meiner Brüste. Die Tränen kullerten nur so über meine Wangen. Ich wollte aus diesem Albtraum aufwachen, mein altes Leben zurückhaben, keine Schmerzen mehr und auch den Zwiespalt wollte ich hinter mir lassen. Erschöpft schlief ich bei so manch einer Gedankenkarussellfahrt ein.

Alle im Krankenhaus Mitwirkenden leisten innerhalb von zwei Wochen eine grandiose Arbeit. Ich wurde kräftiger, brauchte nicht mehr im Bett essen, sondern schaffte es bis in den Speisesaal auf der Gynäkologie. Die anfänglichen allgemeinen Bewegungseinschränkungen nahmen über die kommenden Wochen und Monate weiter ab. Meine Physio- und Lymphdrainagetherapeuten daheim erbrachten mit ihren für mich gefühlt millionenfachen großen und kleinen, sanften und einfühlsamen Handbewegungen, hervorragende Arbeit. Dank ihrer gezielten Übungen wurden meine Narben zart und geschmeidig, meine Beweglichkeit wieder die, die ich aus meinen Zeiten von vor den OPs kannte. Ein irre großes und besonderes Dankeschön an euch alle, an dieser Stelle. Gleich nach meinem Eintreffen zuhause erhielt ich sogar über drei aufeinanderfolgende Tage mehrmals täglich Lymphdrainagen und Körpermassagen, die alles wieder in Fluss und Bewegung brachten. Ein guter Freund machte mir dies zum Geschenk und verbrachte ein verlängertes Wochenende damit, in dieser herausfordernden Zeit an meiner Seite zu sein. Diese berührende Geste bedeutete mir unendlich viel und zeigte mir, wie viel Kraft in einer Freundschaft steckt. Dank der Unterstützungen und der gezielten Behandlungen konnte ich spüren, wie mein Körper von Tag zu Tag beweglicher wurde, die Anspannung abnahm und mein Wohlbefinden sich kontinuierlich verbesserte. Hinzu kommt, dass ich bewusste Bewegungen machte und diese in meinen Alltag integrierte. Über die kleinsten positiven Fortschritte freute ich mich und nutzte sogar das Harken eines Weges als meditative Übung für mehr Bewegungsfreiheit meiner beiden Arme. Ich erinnere mich an den Film „Karate Kid“[46], als der alte weise Lehrer seinem Schüler mehr Beweglichkeit und Körperbeherrschung lehrte, indem er ihn zum Beispiel mit einer ganz bestimmten Bewegungsabfolge den Gartenzaun hat streichen lassen. Dieser Film prägte mich in meiner Jugend. Ich war fasziniert, dass so vieles möglich ist, wenn ich bereit bin, viel dafür zu tun. So kann auch ich durch wiederholtes Üben der gleichen Bewegungen Meisterin werden. Durch den Glauben an mich in Kombination mit dem Üben, Üben, Üben kann ich Ziele erreichen, von denen ich träume. Dadurch eröffnen sich mir unendlich viele Möglichkeiten. Ich wurde mutiger und probierte andere Bewegungen aus. Unter anderem erinnerte ich mich daran, dass ich einmal meine Finger hinter dem Rücken auf Schulterblatthöhe beidseitig berühren konnte. Davon war ich jetzt weit entfernt. Ich übte, übte und übte weiter. Stückchen für Stückchen kam ich meinem Ziel langsam und vorsichtig näher. Nach Monaten berührten sich meine Finger zum ersten Mal wieder. Was für ein Erfolg! Immer wieder kamen neue Herausforderungen auf mich zu. Doch jede kleine Übung für sich brachte mich mehr und mehr zurück in die Selbständigkeit. Auf diesem Weg haben mich, Heileurythmie[47], anthroposophische Kunsttherapien[48] und rhythmische Massagen begleitet und wachsen lassen.

Die rhythmische Massage

Diese Art der Massage hatte mich tief in meiner Seele berührt. Sie hatte die Wahrnehmung meines Körpers verändert und mich ihn so ganz anders erleben lassen. Als ich das erste Mal in den Genuss dieser Massage kam, war ich 28 Jahre alt. Durch phasenverschobenes Kreisen und der Lemniskate (liegende Acht) in Kombination mit der saugenden rhythmischen Griffqualität[49] erlebte ich, wie mein Körper sich neu ordnete. In warme Tücher eingehüllt zu sein, die ruhige Atmosphäre und das Nachruhen nach einer Behandlung haben so manches Mal die Anspannung in mir aufgelöst. Die sanften Berührungen und das achtsame Annähern der Hände der Therapeutinnen an meine Narbe hatte meinem Seelenwohl gutgetan und stärkten meine inneren Heilungskräfte.

Ein paar Wochen nach meiner Brust-OP spürte ich wieder diese Hände, diese Bewegungen, diese Sanftheit, die unter die Haut ging. Ich fühlte mich getragen, gehalten und bedingungslos geliebt. Mein Körper wurde eins mit diesen Händen, es gab keine Grenze, sie tauchten in meinen Leib ein und bewegten die Strukturen, Organe und Körpersäfte. Eingehüllt schlief ich ein.

Der Wecker klingelte, ich erwachte aus der Ruhephase nach der rhythmischen Massage und nahm noch immer diese Sanftheit, die Geschmeidigkeit meines Körpers wahr.

Heute sitze ich an meinem Laptop und schreibe, und durch die Erinnerung erlebe ich das Gefühl wieder und kann wieder in diese Sanftheit der Berührung von damals eintauchen und sie spüren. Seitdem hat sich in mir eine Transformation vollzogen, die sich mehr und mehr ausgedehnt hat. Ich bin sanfter, nachsichtiger und achtsamer mit mir. Ich nehme mich selbst liebevoller wahr. Die Härte, die ich mir gegenüber gehabt habe, hat sich aufgelöst.

Reflexion 9. Etappe der Heldinnenreise:
Die Belohnung

Für mich waren die fast sieben Jahre von der Entdeckung des Knotens bis zur Mastektomie extrem wichtig. Ich habe die Zeit benötigt, um mit den Gedanken und Gefühlen in mir klarzukommen. Heute habe ich eine intensivere, geerdetere und lebendigere Beziehung mit mir als je zuvor.

Wir alle wissen, dass ein Miteinander nur möglich ist, wenn wir bewusst daran arbeiten. Eingangs erwähnte ich das Tanzen auf nur einer Hochzeit, und zwar auf der mit deiner Gesundheit. Auch dieser besondere Tanz will gelernt sein. Durch den Brustkrebs lernte ich einen viel facettenreicheren Tanz kennen, als den, den ich mit meinen Krücken bei meiner ersten Begegnung mit Krebs zu dem Lied „I will survive“ von Gloria Gaynor tanzte.

Durch diese vielen Nuancen musste ich mich noch intensiver mit mir auseinandersetzen. Die zweite und dritte Diagnose haben mich aufgefordert, tiefer in mich hineinzuhorchen und mich intensiver mit meiner Heilung auseinanderzusetzen, weil mein Körper erneut um Hilfe schrie.

Wie gehe ich mit mir, mit meinem Körper, um? Wie nehme ich ihn wahr, welche Bedeutung hat er für mich? Wer bin ich und wie ist mein Seelenleben? All diese Fragen stelle ich mir nicht, wenn ich gesund bin. Dann finde ich hier oder dort etwas, was ich unschön finde, was mir nicht gefällt oder was ich als Mangel ansehe. In der Schule lernte ich nicht den psychischen Umgang mit Krankheiten, im Elternhaus nur begrenzt. In der Regel lernen wir, wie wir schnell wieder gesund werden, funktionieren, Formeln lösen und vieles andere. Doch wie wir dieses Wissen anwenden, um unseren Körper zu heilen, wenn wir krank sind, ist für uns meist ein Rätsel. Normalerweise gehen wir zum Arzt, Naturheilkundler oder einem anderen Therapeuten, um die Erkrankung zu interpretieren und zu beheben. Dieser Ansatz funktioniert bedingt. Die meisten werfen eine Pille ein, die alles wieder herstellen soll. In der Krise Krebs sind Eigeninitiative, Wille und die eigene Einstellung sowie Haltung wichtig bei der Heilung. Jeder kleine Beitrag, den ich leisten kann, um wieder gesund zu werden, ist von großer Bedeutung. Mein Körper möchte gesund sein, denn, so habe ich bereits als Teenie kundgetan: Er ist das Fahrgestell meiner Seele. Und mein Glaube an mich, ist mein innerer Antrieb[50].

Entgegen gut gemeinter Ratschläge (meine Interpretation: gute gemeine Schläge) packte ich ein halbes Jahr nach der OP erneut meine Reisetasche: Shorts, Shirts, Flipflops, Wasserflasche, Sonnenschutz, Zahnbürste und meine Wanderstiefel, die mich seit meinem 18. Lebensjahr begleiten. Ich wollte einfach nur weg. Keine Blicke, keine Fragen, keine Antworten, keine Verantwortung – nur meinen Akku aufladen, eins sein mit mir und der Natur, wieder Sonne tanken in der Wildnis des südlichen Afrikas.

2013 tauschte ich mein normales Leben mit Wohnung, Auto und Co. in Deutschland gegen ein wildes, verrücktes, sonniges Leben im Busch, in einem kleinen Dome-Zelt unter dem Sternenhimmel des südlichen Afrikas. Meine Sicherheiten, meine Versicherungen, in Deutschland wollte ich jedoch nicht aufgeben und so machte ich den Spagat zwischen Elefanten und Ostsee. Dank meiner besten Freundin, die mir ein Zuhause in Deutschland ermöglichte, genoss ich für ein paar Jahre dieses wilde Leben. Ich schlief am Lagerfeuer unter dem Sternenhimmel der südlichen Hemisphäre, tourte mal allein, mal mit einer Freundin oder Freunden in meinem Land Rover durch Botswana, Namibia und Südafrika.

Schon als kleines Mädchen hatte ich von der afrikanischen Wildnis, den Tieren und dem Sternenhimmel geträumt. Oft verschlang ich nachts heimlich mit der Taschenlampe unter meiner Bettdecke die Kinderbücher, die mir Freunde meines Vaters aus Afrika mitgebracht hatten. Sie waren zu Besuch in Deutschland und erzählten unzählige Geschichten aus ihrem Leben in Sambia und Simbabwe. In meinen Gedanken lebte ich in ihren Geschichten und malte sie mir aus. Es war meine kleine, heile Welt, in die ich mich in meiner Kindheit flüchtete.

Es war ein sorgenfreies Leben, das ich da im Busch lebte, voller Lachen und Freude, voller Glücksmomente, denn zu Hause überschattete die Trauer unseren Alltag. Kurz nach der Geburt meines zwei Jahre jüngeren Bruders erhielten meine Eltern die Nachricht, dass meine Mutter an Brustkrebs erkrankt sei. So infizierte ich mich als Dreikäsehoch in meiner Kindheit mit dem „Afrika-Sehnsuchts-Virus". Mein Leben sprudelte über vor Glück, als mein Vater uns eines Tages erzählte, dass wir Barbara und Latte in unseren nächsten Ferien in Afrika besuchen werden. Aus welchem Grund auch immer verbrachten wir unseren nächsten Urlaub wieder mit Wandern in den deutschen Alpen und ich träumte weiter.

Als ich neunzehn Jahre war, plante mein Großcousin, beruflich nach Johannesburg zu gehen. Ich machte mich in meinem alten Opel von Lübeck auf nach Lüneburg, um ihm auf seiner Abschiedsparty „Auf Wiedersehen" zu sagen und ihm mitzuteilen, dass ich ihn im nächsten Sommer besuchen komme, wenn ich mein Abitur in der Tasche habe. Das Jahr verging wie im Fluge. Am Kap der Guten Hoffnung angekommen war ich fasziniert von der Weite des Landes, den leuchtenden Farben und den Tierherden in der Wildnis. Ein Jahr nach dem historischen Moment, als Nelson Mandela von Robben Island entlassen wurde, und nach der politischen Wende in dem von der Apartheid geprägten Land setzte ich meinen Fuß auf den Boden Südafrikas. Ich war glücklich und endlich, endlich war ich in dem Land meiner Träume angekommen. Ein paar Wochen machte ich mit einer Bekannten eine selbstorganisierte Rundreise in einem Mietwagen – zwei blonde Frauen zwischen zwanzig und dreißig, allein unterwegs.

Die Jahre vergingen, doch die Liebe zum Busch blieb und der „Afrika-Sehnsuchts-Virus" ließ mich hin und wieder ganz schön leiden, bis ich

2008 erneut für ein paar Wochen durch das südliche Afrika tourte. Die Weite und glühende Hitze Namibias mit seinem roten Sand, das satte Grün im Okavango Delta, der donnernde Rauch[51] des Sambesi, den ich schon aus über 30 Kilometern Entfernung hörte, und die „Rainbow Nation" Südafrika zogen mich noch tiefer in ihren Bann. Ich werde wiederkommen, doch dann möchte ich nicht von einem Ort zum anderen fahren, sondern im Busch leben, mitten in der Natur, die Tiere hautnah spüren und ich möchte mich als ein Teil darin fühlen.

Im Januar 2012 war es dann so weit. Ich hatte gefunden, wonach ich gesucht hatte. Ich war auf dem Weg zu einem Ort, an dem Wildhüter und Naturführer ausgebildet werden, Hunderte Kilometer von der nächsten Stadt entfernt. Vier Wochen lebte ich in einem Camp, in dem es keinen Strom gibt und das nicht umzäunt ist. Zwischen Limpopo und Luvuhvu ist die Natur noch wild und unberührt. Die Sonne brennt bei 40 Grad, kein Lüftchen weht und die Sandpiste flirrt. Ich saß mit neun Studenten im offenen Wildbeobachtungsfahrzeug, atmete die Luft, den Staub und konnte es noch nicht ganz glauben, dass ich hier die nächsten 28 Tage leben werde. Im Camp angekommen wurden wir zehn „Greenhorns" von Mark, dem Ausbilder, empfangen, der uns mit den Regeln im Camp vertraut machte. Wir bezogen unsere Unterkünfte: große, geräumige Zweierzelte mit Dusche, Toilette und Terrasse. Von dort hatte ich einen traumhaften Blick in den Busch. Alles war sehr einfach eingerichtet, wir schliefen in „U-Boot-Matratzen" auf Sperrholzplatten mit Eisengestellen, aßen verbranntes Toastbrot und ich fühlte mich wie ein Bushpig (Buschschwein). Eine Woche brauchte ich, um mich an dieses „schmutzige, ungesunde" Leben zu gewöhnen und dann tauchte ich ein in die Schönheit der Natur, genoss das Busch-Surfen auf dem Tracker-Sitz und fühlte mich auch dann noch wohl, als das Wasser von oben in meine Wanderstiefel lief und ich bis auf die Knochen nass war.

Um dem deutschen kalten Winter zu entfliehen, hatte ich mir den südafrikanischen Sommer ausgesucht. Doch hier in der Savannenlandschaft ist es im Sommer nicht nur richtig heiß, sondern durch die sommerlichen Regenfälle kann es hier auch mal „Land unter" heißen, wie wir in Norddeutschland sagen. Dann steht das Wasser in den „flootplains" innerhalb weniger Minuten knöcheltief.

Der Ausbilder zeigte uns mit unglaublicher Hingabe und Begeisterung die natürlichen Interaktionen, erklärte uns komplizierte Dinge auf spielerische Weise und ließ uns die Natur fühlen. Mit ihm kamen wir selten dort an, wo wir hinwollten, denn er zeigte uns auf dem Weg dorthin so viel Wissenswertes, dass die Zeit viel zu schnell verging und wir uns auf den Rückweg zum Brunch und zum Theorieunterricht ins Camp machen mussten. Wir betrachteten Ameisen und Termiten. Er zeigte uns, aus welchen Steinen man Werkzeuge herstellen kann, wie es unsere Vorfahren in der Steinzeit getan hatten, und verband ganz wunderbar die kleinen Dinge der Natur mit dem Großen Ganzen. Mit seinem Schuljungencharme begeisterte er mich für die unzähligen Details in der Natur. Und da kam es für mich weniger auf die Kilometer an, die wir zurücklegten, als auf den Inhalt seiner Lektionen. Schon Konfuzius wusste, dass der Weg das Ziel ist. Und so hatte ich im Gegensatz zu den Auszubildenden wahre Freude daran, wenn wir schon wieder stehen blieben, um uns diesmal den „Flying ants" zu widmen! Flying ants sind die fliegenden jungfräulichen zukünftigen Königinnen und Könige der Termiten, die nach dem Regen ihre Kolonie verlassen, um eigene Königreiche aufzubauen.

Dieser „grumpy old man", was so viel heißt wie: mürrischer alter Mann, zeigte uns von der Ameise bis zum Zebra alles, was uns unter die Augen und in die Quere kam. Mich faszinierten seine Busch-Geschichten, die Verknüpfungen und seine Art, uns die Beziehungen in der Natur bildhaft darzustellen. Auch dann, wenn uns die Buschtrommeln allmorgendlich um vier Uhr dreißig weckten; oder ich sogar noch früher aufstehen musste, um das „early morning breakfast"[52] bestehend aus Tee, Kaffee, Müsli, Keksen und Gebäck vorzubereiten.

So früh wach genoss ich den Blick in den Busch von unserer Veranda aus, die sich wie alle Zelte einen Meter über dem Boden befindet. Während ich mir die Zähne putzte, schaute ich den Impalas beim Fressen zu und sah eine Herde Elands, die größte Antilope der Welt, vorüberziehen. Manchmal entdeckte ich auch die Spuren der Tiere, die nachts durch unser Camp gezogen sind, oder nahm aus dem Augenwinkel ein Augenpaar wahr, das mich verschmitzt musterte. Mark, unserem Ausbilder, begegnete ich fast zwei Jahre später wieder. Das „Hallo" ist groß und seine Umarmung fühlt sich an, wie damals beim Abschied.

Nur durch die Dringlichkeit, das eventuell nahende Ende meines Lebens, erfüllte ich mir endlich meinen Kindheitstraum – ein Leben in der Wildnis des südlichen Afrikas. Fernab von meinem „normalen" Leben hatte ich meine Energiereserven aufgeladen. Meine Augen leuchteten wieder, ich spürte die Energie, die Stärke in mir entstehen. Nach all den Prüfungen und Herausforderungen lebte ich das Leben, das ich mir schon als Kind erträumt habe. Nichts konnte mich mehr aufhalten. Ich ruhte in mir und war glücklich.

Glücklich ohne Brust. Noch vor einem Jahr überstieg das mein Vorstellungsvermögen. Mein Umfeld nahm die Wandlung wahr, vor allem meine Freunde und Familie in Deutschland. In Südafrika kannte bis auf wenige Menschen niemand meinen wahren Grund, meine ganze Geschichte. Manch eine Frau nahm mich zur Seite und sprach mich unter vier Augen auf mein „oben ohne" und auf die Weiblichkeit an, die ich ausstrahle. Mir begegnete hier in der Wildnis das erste Mal eine zutiefst berührende Bewunderung, die mir Mut gab, meinen Weg weiterzugehen – offen, verletzlich und gleichzeitig unerschütterlich stark.

Diese neunte Etappe der Heldinnenreise ist die Phase der Belohnung. Hier lernt der Held, dass Mut, Ausdauer und Weisheit belohnt werden und dass diese Belohnung oft mehr als nur materielle Güter sind. Dies kann eine besondere Weisheit oder ein innerer Frieden sein. Diese Phase ist mehr als nur das Empfangen von etwas Wertvollem; sie symbolisiert auch eine tiefgreifende Transformation und das Erkennen der eigenen Stärken. In dieser Phase reflektiert der Held über das Erlebte, anerkennt seine eigenen Fähigkeiten und bereitet sich darauf vor, das Erlernte mit anderen zu teilen. Diese Belohnung ist ein persönlicher Triumph und eine Quelle der Inspiration und Hoffnung zugleich.

Notiere dir, wobei du noch durchhalten musst und welche Erfolge, seien sie noch so klein, du bereits gefeiert hast bzw. feiern kannst.

Für den Fall, dass du sie noch nicht gefeiert hast, ist jetzt genau der richtige Zeitpunkt.

Meine Empfehlung für dich: Nimm dir ein paar Minuten Zeit, besorge dir Zettel und Stift und dann beantworte in aller Ruhe die Fragen.

Erfolge feiern bedeutet auch, die Verantwortung für sich und sein Leben zu übernehmen. Daher lehrt uns diese Etappe der Reise auch, dass

- Ausdauer und Mut belohnt werden und dass die schwierigsten Prüfungen oft die wertvollsten Erkenntnisse bringen,

- wahre Belohnung vielmals aus der Erkenntnis der eigenen Fähigkeiten und Stärken resultiert,

- jede Herausforderung eine Gelegenheit zum persönlichen Wachstum und zur Vertiefung des Verständnisses bietet,

- es gut ist, in schwierigen Zeiten stets die Hoffnung zu bewahren und positiv zu bleiben, da am Ende des Tunnels ein Licht scheint,

- jeder Erfolg eine Chance für einen Neuanfang und weiteres Wachstum bietet.

10. ETAPPE: ZURÜCK ZU DIR – ZURÜCK ZU MIR

Der Weg zurück: Der Held muss sich mit seiner Belohnung auf den Rückweg machen.

Brief und Badesaison

Meine Hand glitt unter sein Kopfkissen. Durch die Zeltwand hörte ich das Rufen der Hyänen. Ich spürte etwas Eiskaltes. Mein Atem stockte, meine Finger tasteten sich vorsichtig weiter. Metall. Rundungen, die Form eines Pistolenlaufs, und dann der Abzug. Mein Herz raste vor Entsetzen. Gedanken schossen durch meinen Kopf: Unter dem Kopfkissen lag eine Pistole. Ich hielt die Luft an, zwang mich, ruhig zu bleiben, atmete langsam und bewusst leise aus. „Worauf habe ich mich eingelassen?“

Den Krebs hatte ich überlebt, und jetzt spielte ich erneut mit dem Feuer. Ein Mann, der mit einer Pistole unterm Kopfkissen schlief.

Ist das hier in der Wildnis normal? Gab es eine logische Erklärung, vielleicht, vielleicht auch nicht? Warum war die Waffe nicht im Safe? Dort standen alle anderen Gewehre? Was sollte ich tun? Weglaufen? Draußen war es Nacht. Ich fürchtete mich. Die Hyänen waren näher gekommen, ihre Rufe lauter geworden. Etwas schepperte. Sie schienen bei unserer Grillstelle zu sein. Dort müsste ich vorbei. War es sicherer, nachts den Hyänen zu begegnen oder den Lauf der Pistole zu spüren? Ich zog die Hand zurück und war hellwach. Marks Atem war gleichmäßig entspannt; er schlief. Sollte ich einfach still und leise gehen? Mir die Pistole schnappen und verschwinden? Aber was machte ich dann mit der Waffe? Adrenalin pulsierte durch meine Adern. Mein Verstand sagte: „Hau ab. Jetzt!“ Doch mein Herz fühlte Liebe, tiefe, innige Liebe.

In seinen Armen hatte ich mich sicher gefühlt, ohne Scheu. Seine Umarmung, sein Blick, seine Augen, in denen ich mich wiederentdeckte – jeden Tag aufs Neue. Es war, als würde ich mir selbst begegnen, mir selbst näherkommen. Stückchen für Stückchen nahm ich mich an: das Fehlen meiner Brüste, meine Narben. Er stellte nichts infrage. Er sah mich, wie ich war. Er ist. Ich bin. Und plötzlich wusste ich: Ich bleibe und schlafe ein.

Hier in der Wildnis, wo keiner meine ganze Geschichte kannte, fühlte ich mich vor fragenden Blicken geschützt, durch den sanften Panzer auf meiner Haut, den ich immer unter meinen Shirts trug, und den Seidenschal, der locker, luftig über meine Schultern hing. Langsam hatte ich mich einem Mann genähert und meine Schutzhülle abgelegt. Ich fühlte mich angreifbar und unsicher. Durch dieses Erlebnis wurde ich vom Schicksal aus meiner Komfortzone heraus geschubst und durfte eine weitere Probe auf meiner Heldinnenreise bestehen, bevor ich mit meiner Belohnung zurückkehren konnte. Bin ich eine vollwertige Frau? Bin ich ohne Brüste wirklich liebenswert? Zweifel tauchten in mir auf.

Meine Zeit in der Wildnis neigte sich dem Ende zu und damit auch dieses Abenteuer. Unsere Wege trennten sich erneut. Ich flog bereichert und traurig zugleich zurück nach Deutschland. Diese Kostprobe von einer tiefen, innigen, bedingungslosen Liebe ließ mich vor Freude tanzen und glücklich sein. In meinem Herzen war ich tief berührt und dankbar, dass ich meinem Herzen gefolgt war und den Verstand ignoriert hatte.

Ich konnte Liebe und Verlangen in mir spüren und so geliebt werden, wie ich bin. Und es war möglich, einem Menschen zu begegnen, der mich ohne Brüste begehrenswert findet.

Zurück in Deutschland hüllte ich mich in Pulli, Schal, Jacke und Mütze ein. Draußen war es klirrend kalt. An einem traumhaften Wintertag im Februar strahlte die Sonne schon morgens vom wolkenlosen Himmel. Ich war auf dem Weg ins Schwäbische für ein Treffen mit meinen Mädels. Wir kennen uns aus unserer Studienzeit und hatten es endlich geschafft, dass wir vier uns wiedersehen werden. Meine Vorfreude auf dieses Treffen stieg mit jedem Kilometer, den mich die Bahn näher an meinen Zielort brachte. Noch einmal umsteigen und ich nahm Platz neben einem Mann, der mich auf dem Bahnsteig auf Englisch nach dem Gleis fragte, auf dem sein Zug abfuhr. Wir kamen ins Gespräch. Erzählten uns aus unserem Leben, lachten, flirteten, waren uns sympathisch. Er verabschiedete sich, gab mir seine Visitenkarte und stieg aus. Ich schaute ihm hinterher, hing meinen Gedanken nach und traf auf dem nächsten Bahnhof meine Freundinnen.

Der Winter verging. Der Frühling stand vor der Tür und mit ihm die beginnende Badesaison. Ich fühlte mich unsicher, frage mich, wer ich bin, und habe Mühe, diese Leichtigkeit, die ich im südlichen Afrika in mir wahrgenommen hatte, weiterhin in mir zu spüren. Seit meiner beidseitigen Mastektomie hatte ich die kühlere Jahreszeit in Deutschland schätzen gelernt. Ich mochte mich seitdem einhüllen und umhüllen und ein wenig graute es mir vor der Sommerzeit, erst recht vor der Badesaison. Warum fühlte sich hier alles so anders an? Meine Sehnsucht nach einem schönen Dekolleté wurde von Tag zu Tag größer. Ich träumte von einem Ballkleid mit wunderschönem Ausschnitt.

Warum es mich Überwindung kostete, in ein Orthopädiefachgeschäft zu gehen, weiß ich nicht. Ich zögerte es hinaus und setzte schließlich meinen Fuß über die Schwelle. Dort angekommen wollte ich auch gleich wieder weg. Unbehagen stieg in mir auf. Bei der Frage, wie mir geholfen werden könne, kam ich ins Stocken. Um mich herum standen ein paar andere Frauen und Männer. Ich hatte das Gefühl, dass alle Blicke auf mich gerichtet waren.

„Ich suche einen Badeanzug oder einen Bikini, je nachdem, was Sie haben." Die etwas ältere, grauhaarige Verkäuferin musterte mich. „Oje. In Ihrer Größe wird das schwierig. Welche Cup-Größe haben Sie?" Und da war wieder diese Scham, die ich schon als Teenager gespürt hatte, als ich auf der Suche nach meinem ersten BH war. Die ganze Situation war mir unangenehm. Zumal ich der Dame erst einmal deutlich machen musste, dass ich gar keine Cup-Größe habe. Sie holte ein paar Silikon-Prothesen hervor und bat mich in die Umkleide. Wir blätterten erfolglos durch Kataloge. Bikinis und Badeanzüge begannen erst ab Größe 38 und die würden schlaff an mir herunterhängen.

Mir verging die Lust, einen Bikini zu kaufen, und auch die Lust an einem schönen Dekolleté. Die Bademode-Recherche im Internet war genauso mau. Egal, ob ich nun etwas für „oben ohne" oder für Haftprothesen suchte, meine Kleidergröße schien wenig gängig zu sein. Was machten all die anderen schmalen, zierlichen Frauen?

Über 10 Jahre später gab ich die Suche endgültig auf und traute mich „oben ohne" an den Strand. Meine Narben waren geheilt. Die Inneren wie die Äußeren. Beim Schreiben dieses Buches stoße ich auf eine E-Mail, die ich vor vielen Jahren geschrieben hatte. Es ist eine lange Mail. Sie spiegelt genau diese Narben in mir wider. Beim Lesen erkenne ich, dass ich diese Mail mehr für mich als für den Empfänger geschrieben hatte. Denn: Ich hatte meine Vorzüge, meine Vorlieben, das, was mir Spaß und Freude macht, wofür ich stehe und was ich gelernt hatte, aufgeführt. In ihr ist meine Unsicherheit spürbar. Meine Ängste darüber, wie der Mann, für den diese E-Mail bestimmt war, reagieren würde. Heute weiß ich, dass ich durch die Begegnung mit dem Mann im Zug meine inneren Wunden auf einer noch tieferen Ebene geheilt habe. Es war nicht nur ein flüchtiger Flirt, sondern der Anstoß zu einer noch tieferen Reise in meine Welt der Gefühle. Diesem Mann hatte ich einen Brief geschrieben, den ich für mich hatte schreiben müssen, um mich selbst zu erkennen und um mir bewusst zu machen, was ich an mir besonders wertvoll finde, um mit mir selbst eine noch intensivere Beziehung eingehen zu können. Um mich und mein Leben wertzuschätzen. Danke, dass du mir begegnet bist.

Ich führte mir damals vor Augen, was ich alles trotz der Rückschläge erreicht hatte. Erst Jahre später jedoch erkenne ich, wie heilsam diese Begegnung für mich gewesen war. Damals hatte es mich sehr geschmerzt, dass ich den Mann, den ich auf der Bahnfahrt ins Schwäbische kennengelernt hatte, nicht mehr wiedersah. Er hatte sich zurückgezogen und verschwand aus meinem Leben. Ich hatte mich damit getröstet, dass es nur ein kurzer Flirt auf einer Bahnfahrt irgendwo in Süddeutschland gewesen war und dass dieser Mann innerlich nicht stark genug war für ein Leben mit mir.

Diese E-Mail war wohl auch der Grundstein für meine Partnerschaft mit Mark. Der Mann, der Naturführer in der Wildnis des südlichen Afrikas ausgebildet hatte und der verrückt genug ist, ein Leben mit mir einzugehen, weil wir einander bedingungslos lieben. Ihm ist bewusst, dass der Krebs in irgendeiner Form wiederkommen kann, und dennoch hat er keine Angst, an meiner Seite mit mir den Alltag und die wundervollen Augenblicke zu erleben, die unser Leben miteinander für uns bereithält.

Ja, es gibt ein Happy End! Denn: Ich kehrte zurück nach Südafrika, kaufte mir einen alten VW-Käfer (Baujahr 1970) und tuckerte damit vorbei an Zebraherden und Giraffen, begegnete Mark erneut und machte für ein paar Jahre den Spagat zwischen meiner Sicherheit in Deutschland und dem wilden Leben auf der anderen Seite der Erdkugel. Dann kam der innere Ruf, ganz nach Deutschland zurückzukehren. Ich wollte ein festes Daheim mein Eigen nennen, Wurzeln bilden, auf dem Land leben und mit Freunden alt werden. Und Mark war bereit für sein Abenteuer Deutschland. Ein Land, in dem die Sommer sind wie die Winter in Südafrika.

2019 war es dann so weit. Am 18. Februar machten Mark und ich uns im Lowveld mit unserem Busch-Käfer „Merry" und dem Defender „Honey" auf den Weg nach Deutschland. Was nicht in beziehungsweise auf die beiden Autos passte, blieb in Südafrika. Die beiden Pkws verschifften wir von Durban nach Bremerhaven und wir setzten uns in den Flieger.

Reflexion 10. Etappe der Heldinnenreise:
Der Weg zurück

Egal ob eine Krise, die für jeden von uns von unterschiedlicher Bedeutung oder Heftigkeit sein kann, durch den Verlust eines Körperteiles entsteht oder durch eine räumliche, zeitliche oder unwiederbringliche Trennung – wir können die Intensität und die Tragweite, die sie für den anderen Menschen hat, von außen weder beurteilen noch einschätzen. Es gibt Erlebnisse und Erfahrungen, die wir selbst anders bewerten würden als die Person uns gegenüber. Um etwas mit den Augen unserer Mitmenschen betrachten zu können, gibt es ein passendes indianisches Sprichwort: „Urteile nicht über einen Menschen, bevor du nicht eine Meile in seinen Mokassins gegangen bist."

Auf dieser zehnten Etappe der Heldinnenreise machst du dich auf den Weg zurück in deinen Alltag, nachdem du die Belohnung erhalten hast. Diese Phase markiert den Beginn des Abschlusses deiner Reise und ist oft mit neuen Herausforderungen verbunden, die beweisen, dass die Transformation in dir wirklich tiefgreifend ist. Der Weg zurück ist nicht nur eine physische Rückkehr, sondern auch eine symbolische Integration der gewonnenen Weisheiten und Fähigkeiten in das alltägliche Leben. Dies kann auch die Rückkehr in deinen Beruf, an deinen Arbeitsplatz oder nach einer Reha zurück in deinen Alltag sein – ohne Therapien und engmaschige Arzt- und Therapeutentermine.

Es ist der Moment, in dem du deine Reise mit dem Krebs reflektierst und die Erkenntnisse verinnerlichst. Durch das Überwinden neuer Hindernisse auf dem Rückweg wirst du schließlich gestärkt und gereift in deine Gemeinschaft zurückkehren.

Nimm dir ein paar Minuten Zeit, besorge dir Zettel und Stift und dann beantworte in aller Ruhe die Fragen.

Welche Erkenntnis wünschst du dir?

Wie möchtest du nach den Therapien leben? Wie stellst du dir dein neues Leben, dein Leben nach all den Behandlungen vor?

Welche Frau bist du, wenn du an dieser Stelle angekommen bist?

Indem du dir diese vier Fragen stellst, kannst du dir bereits heute deine Zukunft bildhaft vorstellen, sie erleben und in die Gegenwart holen.

Übergangsphasen, wie der Weg zurück ins Leben, spielen eine wichtige Rolle. Der Transfer zwischen zwei bedeutenden Phasen nimmt für mich eine besondere Rolle ein. In der wertvollen Zeit der Rückkehr bereite ich mich auf mein Zuhause vor. Es ist die Vorbereitung auf die Zeit, in der ich all das Gelernte in mein neues Leben integrieren kann. Die Heimreise zu genießen, wird dadurch für mich zu einem kostbaren Moment. Sie ist eine Vorbereitung auf das Ankommen in meinem neuen Leben.

Ein solcher Transit kann auch der Weg von einem stationären Reha-Aufenthalt zurück nach Hause sein. Für mich ist diese Zeit im Dazwischen, zwischen Ende und Anfang, eine sehr wichtige Phase. In ihr bereite ich mich darauf vor, dass ich all das, was ich auf der Reha gelernt habe, in meinen Alltag integriere.

Diese Übergangszeiten sind bedeutende Abschnitte in unserem Leben, die Chancen für Wachstum und Reflexion bieten.

Ich ringe auf meinem Weg zurück in mein alltägliches Leben mit Rollenbildern und meiner Selbstwahrnehmung. Und so dienen uns manche Begegnungen als Katalysatoren für eine tiefgehende innere Reflexion.

> Was, wenn wir den Krebs genauso annehmen können, wie ich die Pistole angenommen habe? Was, wenn wir unseren Körper und uns selbst genauso bedingungslos lieben, wie ich den Mann an meiner Seite liebe? Was, wenn es möglich ist, dass wir in uns so viel Liebe spüren, dass wir dadurch den Krebs zerlieben und die Knoten lösen?

11. Etappe: Zwischen Himmel und Hölle

Die Auferstehung des Helden: Der Held wird auf die letzte Probe gestellt und erneuert.

Abenteuer Deutschland

Es war stickig, schwülwarm und das Neonlicht flackerte. „Wir können den Kapitän nicht finden“, hallte es spätnachts durch die kleine, fast familiäre Wartehalle des Flughafens in Windhoek, Namibia. Seit sechs Stunden warteten wir auf unseren Anschlussflug nach Deutschland. Die Handvoll Geschäfte hatten Inventur und waren daher für die wartenden Passagiere geschlossen. Dennoch ist der Hosea Kutako International Airport ein Ort der Begegnung, der dazu einlädt, die Welt durch die Augen anderer zu sehen und zu verstehen, dass jede Reise mehr ist als nur der Weg von A nach B.

In Deutschland angekommen, eröffnete sich für Mark eine ganz neue Welt. Nass, kalt, regnerisch, Schneematsch. Ein Temperaturunterschied von 40 Grad. Seine Augen leuchteten und sein Mund stand vor Erstaunen weit offen, als wir in der Nähe der Schweizergrenze einen riesigen Supermarkt betreten. Keine Parkguides, die auf die Fahrzeuge aufpassen und sich damit Geld verdienen. Kein kaltes Neonlicht, sondern angenehm warme Farben, die den obligatorischen Einkauf zum Erlebnis machen. Eine Auswahl an Broten, die allein beim Bäcker im Eingangsbereich, inklusive Brötchen, die Zahl 50 erreicht. Mark stand sprachlos vor der Käsetheke, denn alles, was er bisher kannte, war Blockkäse in den Geschmacksvarianten Gouda oder Mozzarella und eine kleine exquisite Auswahl an Käsesorten in einem Spezialitätenlädchen in Johannesburg, Südafrika, bei seinen Eltern um die Ecke.

Wir freuten uns auf höhere Temperaturen und fieberten dem Frühling entgegen. Am 1. April 2019 wurde ich nach einem leckeren Mittagessen mit hausgemachten Kässpätzle vom Notarzt wegen extremer Schmerzen im Unterleib ins Krankenhaus eingeliefert. Diagnose: Tumor am Eierstock! Kein Scherz. Marks Aussage „Wie gut, dass wir in Deutschland sind!" werde ich nie vergessen.

Diesmal war für mich alles anders. Die Entscheidungen, die ich traf, betrafen nicht mehr nur mich, sondern auch Mark, meinen Lebenspartner, mit dem ich mir gerade in Deutschland ein neues Leben aufbaute. Raus aus dem siebten Himmel direkt rein in die düsteren Katakomben einer erneuten Krebsdiagnose. Ich war fassungslos. Unsere Pläne durchkreuzt. Unsere Träume zerplatzt. Die Konfrontation mit dem Tod erneut zum Greifen nah.

Ich habe einen Geistesblitz und die folgenden Gedanken schossen mir in den Sinn: Nach meiner beidseitigen Mastektomie hatte ich entschieden, diesen Marathon kein viertes Mal zu absolvieren. Sollte ich noch einmal die Worte „Sie haben Krebs." hören, hatte ich für mich beschlossen, mich dem Tod zu ergeben. Und nun? Wie kam ich aus diesem Gedankenmuster wieder raus? Denn: Sterben war für mich auch diesmal keine Option. Ich wollte es wieder schaffen – für uns. Leben. Leben mit Mark, hier in Deutschland. Mark hatte alles aufgegeben für mich. Wir sprachen darüber, ob zurück für ihn die bessere Lösung wäre. Noch hatte er seinen Job als Ausbilder für Naturführer. Ich hätte verstehen können, wenn er sagt, er geht. Ich wusste, was das für ein Marathon ist. All die Entscheidungen, die getroffen werden mussten: die eigenen Ängste, die Operationen, Therapien, Veränderungen des Körpers, der Gedanken, Gefühle, Emotionen.

Und was ist, wenn ich sterbe? Auch über meinen Tod sprachen wir und darüber, wie es für Mark weitergehen könnte. Er blieb an meiner Seite. Kämpfte mit mir und gegen seine eigenen Gefühle.

Ich suchte mir noch einmal medizinische und mentale Unterstützung. Hielt inne. Fragte mich, was ich will. Nahm meine eigenen Gefühle, Wünsche und Bedürfnisse wahr. Fragte Mark nach seinen. Wir wägten miteinander die Optionen und Möglichkeiten ab. Wir ordneten unsere unbeantworteten Fragen, die Optionen und Möglichkeiten. Skizzierten unsere derzeitige Situation. Stellten das Positive und das Negative heraus. Malten uns aus, wie unser Leben mit Krebs weitergeht.

Mark hatte seine Zweifel, würde den Weg der Schulmedizin wählen. Wir redeten über unsere Gefühle, meine Ängste und darüber, weswegen ich mich all die Jahre gegen Chemo-, Strahlen- und eine Medikamententherapie entschieden hatte, weswegen ich den Weg der anthroposophischen Medizin gewählt und welche Erfahrungen ich gemacht hatte. Mark merkte, dass ich auch diesmal diesen Weg gehen und nur einer Operation zustimmen werde. Für mich ist das der richtige Weg. Ich habe mehr Angst vor den Nebenwirkungen der schulmedizinischen Therapien, dass mein Immunsystem wieder kollabiert, das ich gegen den Krebs so dringend brauche und unterstützen muss, und dass sie mir den Tod bringen. Ich habe mehr Angst vor den Begleiterscheinungen der Medikamente als vor dem Sterben an sich. Nach einigem Hin und Her traf ich eine Entscheidung. Meine Entscheidung. Eine Entscheidung, hinter der ich einhundertprozentig stehe.

Ich setzte meine Unterschrift unter den Operationsvertrag (Entfernung des Tumors und beider Eierstöcke) und nahm in Kauf, dass ich anschließend keine Reha erhalte, weil ich mich sowohl gegen eine Chemotherapie als auch gegen eine neuartige Medikamententherapie entschied.

Stehst auch du voll und ganz hinter deinen eigenen Entscheidungen?

Bei mir wandeln sich Tränen der Hoffnungslosigkeit in Lebensmut. Ängste und Sorgen paaren sich mit Lebensfreude und neue Wege entstehen.

Ich bleib meinem Weg treu und Mark unterstützt mich in meinen Entscheidungen. Wir wollen miteinander leben und alt werden! Er glaubt an mich und dass ich für mich die richtigen Entscheidungen treffe. Auch wenn seine Entscheidung anders aussehen würde.

Ich gehe meinen Weg – ohne Wenn und Aber.

Mark begleitete mich nach Berlin ins Krankenhaus. Dort war ich schon 2012 für die beidseitige Mastektomie. Hier traue ich den Ärztinnen. Wir können miteinander reden und ich kann ihnen meine Gedanken anvertrauen. Sie willigten ein, dass ich meine Gebärmutter behalte, auch wenn das rationeller Irrsinn war, denn dort könnten sich erneut Krebszellen bilden. Und so kam es dann auch. Nach einem Zwischenhoch und einer guten Genesungsphase erhielt ich zwei Tage vor Weihnachten die Nachricht, dass sich Metastasen in meinem Unterleib gebildet haben. 2020 befand ich mich wieder in der Klinik, diesmal zur Entfernung der Gebärmutter und weiterer Auffälligkeiten. Das Blasennetz und das Bauchfell wurden samt ein paar Metastasen im Bauchraum entfernt. Die Prognose, dass ich einen künstlichen Darmausgang erhalten werde, bewahrheitet sich nicht, denn die Metastase, die auf dem Darm entdeckt wurde, ist unauffindbar.

Hat sich das bildgebende Verfahren getäuscht oder hat meine konsequente Ernährung nach Anthony William nun doch gewirkt? Seit Monaten trinke ich morgens nach dem Zähneputzen erst einen Liter Zitronenwasser, dreißig Minuten später einen halben Liter Selleriesaft und mit einer weiteren halbstündigen Pause nehme ich meinen Detox-Smoothie ein. Käse, Gluten, Essig, Salz, Rotwein und fettreiche Lebensmittel wie Nüsse habe ich zusätzlich aus meinem Ernährungsplan gestrichen. Soja, natürliche und naturidentische Aromen, Milch- und Maisprodukte aller Art, Rapsöl, Eier, Schweinefleisch und Koffein nehme ich schon seit einem Jahrzehnt nicht mehr zu mir. Stattdessen ernähre ich mich von Spinatsuppe, Salatgurken, Äpfeln, Kartoffeln, Kürbis, Süßkartoffeln, Salat, Tomaten, Datteln, Hafer-Porridge, Hirse und Naturreis, Bohnen, Linsen, Kichererbsen, Rot-, Rosen-, Spitz- und Grünkohl sowie Spargel, Obst und Früchte aller

Art. Ich nehme Nahrungsergänzungsmittel wie Amla, Ashwagandha, naszierendes Jod, Spirulina, Vitamin B12, Vitamin C, Zink, Mariendistel, Curcumin, Chaga-Pilz, Kurkuma und Hagebutten ein, trinke nur stilles Wasser und Kräutertees sowie ab und an eine Bio-Saft-Schorle.

Für mich hat meine Ernährung oberste Priorität! Durch sie kann ich meine Leber entgiften und meinen Körper entschlacken. Was ich esse, habe ich in der Hand. Es ist kein Verzicht, denn ich bin es mir wert, dass ich mich gesund ernähre. Egal, welche Ausreden die Anderen haben. Egal, was mein Partner isst. Ich tu mir und meinem Körper Gutes.

Nur dasitzen und sagen, dass ich dieses und jenes nicht mache, weil ..., ist meines Erachtens zu wenig, um zu überleben. Ich darf mir meinen Lifestyle anschauen und zusätzlich noch all die Chemikalien, wie Duft-Erfrischer, Deos, Haarspray, Parfüms und konventionelles Make-up, Waschmittel, Weichspüler, chemische Reinigungsmittel etc. aus meiner Umgebung entsorgen. Die Ausleitung pharmazeutischer Stoffe von Leicht-, Schwer- und Halbmetallen kann Jahre dauern. Die Beseitigung von Strahlenfolgen braucht ebenfalls seine Zeit. Überschüssiges Adrenalin hingegen kann in ein paar Wochen abgebaut werden. Dies ist nur ein Querschnitt aus alldem, was wir selbst tun können, damit wir das Milieu in unserem Körper ändern und dem Krebs seinen Lebensraum nehmen.

Reflexion 11. Etappe der Heldinnenreise:
Die Auferstehung

Weder Chemotherapie noch Strahlenbehandlung sind für mich eine Alternative. Lieber lebe ich kurz, glücklich und intensiv, als dass ich meine noch verbleibende Zeit im Krankenhaus verbringe und durch die Therapien geschwächt dahin vegetiere. Diese Aussage traf für mich schon 1998 zu. Ihr bleibe ich treu! Und aus „kurz" sind bereits 26 Jahre geworden! Untätig dasitzen und Dinge geschehen lassen waren noch nie meine Stärke. Ich nehme es selbst in die Hand und so auch mein Leben!

Hinaus geht es aus dem Tal der Tränen, der Ohnmacht, der Wut, der Machtlosigkeit. Gestärkt und mit Rückenwind hinein in die aktive Beteiligung an meiner eigenen Gesundung. Ich spüre wieder die innere Stärke in mir aufsteigen und meine Mitmenschen sehen wieder das Leuchten in meinen Augen.

Ohhhh, mein Gott! Was habe ich in den letzten knapp drei Jahrzehnten alles für mich und meine Gesundheit getan und gemacht, weil ich leben und gesund sein will? Hier eine Übersicht (ohne Anspruch auf Vollständigkeit):

Operationen, 2-Zyclen Chemotherapie in Verbindung mit Hyperthermie, ambulante Rehabilitation, Physiotherapie, Lymphdrainage, Fußreflexzonenmassage, manuelle Therapie, Aquajoggen, Wassertherapie, stationäre Reha.

Familienaufstellungen, Urin-Therapie, MMS, Colon-Therapie, Homöopathie, Reinkarnationstherapie, Biografiearbeit, Heileurhythmie, Maltherapie, Sprachgestaltung, energetisches Sprachtraining, Musiktherapie, Psychotherapie, hochdosierte Vitamin-C-Therapie, Floating, Entgiftungstherapie, Amalgamsanierung, NLP, Klopfen, Kinesiologie, autobiografisches kreatives Schreiben, Kommunikationstraining, Systemische Therapie, Craniosakral-Therapie, energetisches und geistiges Heilen.

Anthroposophische Ernährung bei / mit Krebs, Blutgruppendiät, Öl-Eiweißkost nach Budwig, Breuß-Kur und Gerson-Diät, Vegane Ernährung, Milchprodukte- und Sojafrei sowie kein Schweinefleisch, Ernährung nach Medical Medium Anthony Williams Nahrungsergänzungsmittel.

Die Ausbildung zum Omega Gesundheits-Coach, zur Mentorin, zur Beraterin für Work-Life-Competence und psychosomatische Medizin sowie zur LebensHeldin! Mentorin.

Ich tanze nicht nur auf einer Hochzeit mit meiner Gesundheit, sondern gehe für sie, für mich und für uns bis heute die Extrameile für meine Gesundheit.

> Auf dieser elften Etappe der Heldinnenreise steht der Held vor seiner größten Prüfung. Diese Herausforderung ist nicht nur eine physische Konfrontation mit einem äußeren Feind, sondern auch eine tief-

greifende innere Transformation. Es ist der Moment, in dem der Held seine neu gewonnenen Fähigkeiten und Erkenntnisse auf die Probe stellt und endgültig über sich hinauswächst. Dies ist der letzte Test, der den Helden reinigt und ihm erlaubt, als eine erneuerte und vollständig transformierte Person in die alte Welt zurückzukehren.

Das folgende Erlebnis war für mich der entscheidende Wendepunkt:

Ich rief: „Mark!" Und noch einmal etwas kräftiger: „Mark!" Hören konnte mich niemand. Mein Bett stand auf dem langen Krankenhausflur bereit zur Abholung. Ich hatte Schmerzen, spuckte eben noch Blut und konnte nicht atmen. Mein verzweifelter Blick traf auf den einer Frau, die mit ihrem Bett an mir vorbei in den Raum geschoben wurde, aus dem ich gerade, im Frühjahr 2019, herausgekommen bin. Sic nahm mich wahr. Sah mich. Ich sah meine Mutter und meine Tochter in der Ferne auf mich warten, meinen Körper in dem Krankenbett liegen. Ich rief mit aller Kraft: „Mark!" und wusste, dass ich eine Entscheidung getroffen hatte. Ich wollte leben. Leben mit Mark. Hier in Deutschland. Zurück in meinem Körper sah ich einen Pfleger, der sich zu mir herunterbeugte. Auf einmal war ein Arzt da. Ich wurde zurück in den Raum geschoben, die Frau von eben wieder an mir vorbei. Erneut erfolgte ein CT. Diesmal ohne Gewebe aus der Lunge zu entnehmen. Alles schien okay zu sein. Zur Beobachtung kam ich auf die Intensivstation. Dort wurden meine Schmerzen mit jedem noch so flachen Atemzug weniger. Wieder richtig tief in den Bauch hineinatmen dauerte noch Wochen und durfte ich erst wieder lernen.

Das unspezifische Etwas auf meinem Lungenflügel konnte nicht identifiziert werden.

Dieses Erlebnis war für mich die Prüfung, ob ich es ernst meine, ob ich wirklich leben will und ob ich erneut bereit bin, alles dafür zu tun, dass ich gesund werde.

Es wäre so einfach gewesen, alles war leicht, ich schwebte ohne Schmerzen. Fühlte mich eins mit allem, wie damals in der Wildnis. Ich hätte einfach meinen Körper verlassen können. Danke, höchste Macht des Universums, dass ich mich entscheiden durfte. Danke. Danke, Mark, dass du an meiner Seite bist.

In dieser Phase zeigt sich die wahre Kraft des Helden, wenn er mit Mut und Entschlossenheit die finale Hürde nimmt. Es ist der Höhepunkt der Reise, bei dem das Schicksal des Helden und oft auch das seiner Gemeinschaft auf dem Spiel steht. Durch diese letzte Prüfung wird der Held symbolisch wiedergeboren, gestärkt und bereit, seine Mission zu vollenden.

Und tatsächlich, ich fühlte mich wie neu geboren. Nur das Atmen fiel mir noch schwer.

Meine Empfehlung für dich: Nimm dir ein paar Minuten Zeit, besorge dir Zettel und Stift und dann beantworte in aller Ruhe die Fragen.

Was genau bist du bereit für dich, deine Gesundheit und dein Leben auf die eine entscheidende Karte zu setzen? Definiere hier deine Gedanken. Wie hoch ist dein Einsatz? Je höher dein Einsatz, je höher dein Gewinn!

Auf dieser für mich alles entscheidenden Etappe begegnete ich einer neuen Mentorin, Sybilla[53]. Sie begleitete mich, löste Spannungen und schaffte einen Raum, in dem ich meine wahren Fähigkeiten entdecken konnte und stetig weiter wachse.

Ohne die Hilfe von Außenstehenden hätte ich sicherlich viel länger gebraucht, um die innere Klarheit und Stärke zu finden, die ich heute besitze.

Wachstum findet außerhalb unserer Komfortzone statt und durch die Unterstützung anderer sind wir in der Lage, unsere Grenzen neu zu definieren. Die kontinuierliche Entwicklung, die daraus resultiert, hilft, Herausforderungen mit einer neuen Perspektive und einem gestärkten Selbstbewusstsein zu begegnen. Diese Erfahrung hat mir wieder einmal verdeutlicht, dass wir alle von der Weisheit und Erfahrung derjenigen profitieren können, die uns auf unserem Weg begleiten.

Die Essenz dieser Fragestellungen liegt darin, mutige Entscheidungen für das eigene Wohlbefinden und Leben zu treffen. Es ist ein kraftvoller Moment der Selbstverwirklichung und des Wachstums. Diese Phase symbolisiert den Höhepunkt des inneren Wachstums, bei dem der Held gestärkt und weiser aus der Erfahrung hervorgeht, bereit, das erlangte Wissen und die neu gewonnene Kraft in seine Welt zu integrieren.

12. ETAPPE: ANKOMMEN IM LEBEN

Die Rückkehr mit dem Elixier: Der Held kehrt mit einem Geschenk nach Hause zurück.

Die Annahme des Unabwendbaren

Ich lehne mich an den Rahmen der Dachluke, in der ich sitze und genieße den Sonnenuntergang auf dem Hof meiner besten Freundin und ihrer Schwester. Mein Blick schweift über das Land der Horizonte. Tief in mir nehme ich wahr, dass ich hier zu Hause bin. Dieses Gefühl ignoriere ich, denn ich will noch höher hinaus. Obwohl ich bereits mit 27 Jahren erfolgreich Events mit bis zu 10.000 Gästen organisiere, will ich noch mehr, noch größere Veranstaltungen, noch weiter die Karriereleiter emporsteigen.

Heute Abend habe ich das Schreiben unterbrochen und mich nach 27 Jahren wieder ganz bewusst an diese Stelle gesetzt. Keine zwanzig

Meter ist sie heute von meinem Arbeitsplatz entfernt. 2024 bin ich angekommen in meinem Leben. Hier leben wir!

Hier und Jetzt!

Diese siebenundzwanzig Jahre haben mein Leben geprägt, es bereichert und mit der Essenz kehre ich zurück und reiche meine Erkenntnisse weiter. Dass ich diese Reise nicht nur für mich gemacht habe, sondern auch für viele meiner Mitmenschen, wird mir erst bewusst, als ich begann, Bücher zu schreiben und Menschen auf ihrem Weg heraus aus der Krise Krebs zu begleiten.

Und in der Tat, diese zwölfte Etappe ist von großer Bedeutung, denn sie zeigt, dass der Held nicht nur für sich selbst gereist ist, sondern um etwas Wertvolles zurückzubringen, das auch anderen zugutekommt. Die Reise hat den Helden verändert, und nun tritt er in seine gewohnte Welt zurück – jedoch nicht mehr als derselbe Mensch, sondern als jemand, der transformiert wurde. Diese Phase ist geprägt von der Integration dieser neuen Erkenntnisse in das alltägliche Leben und von der Weitergabe der gewonnenen Weisheiten an die Gemeinschaft.

Eine Gemeinschaft, in der ich mich ehrenamtlich engagiere, ist der Verein LebensHeldin! Dort bin ich als Mentorin tätig und setze mich ein für Frauen mit der Diagnose Brustkrebs, für eine besondere Form der Selbsthilfe, die Zukunftsmut schafft und eine holistische Gesundheitskultur fördert.

Zwei Jahre bevor ich LebensHeldin! e. V. kennenlernte entstand das

Konzept und der größte Teil des Inhaltes für dieses Buch. Das war 2020 während des Lockdowns. Jetzt, vier Jahre später, erschien es im Oktober 2024, einem symbolträchtigen Monat, der dem Bewusstsein und der Aufklärung über Brustkrebs gewidmet ist. Die Veröffentlichung zu diesem Zeitpunkt war für mich besonders bedeutsam, da sie die Brücke bildet zwischen persönlicher Erfahrung und sozialem Engagement sowie meiner Vision, hunderttausenden von Menschen mit der Diagnose Krebs zu inspirieren und speziell mit diesem Buch anderen Frauen Mut zu machen, ihre eigene Heldinnenreise anzutreten und als stärkere Version ihrer selbst daraus hervorzugehen.

Und so kam es, dass ich Anfang dieses Jahres das erste Mal öffentlich als Role Model bezeichnet wurde. Über diese Rolle als Vorbild musste ich erst einmal nachdenken. Es war ein Moment des Innehaltens für mich. Meine Arbeit besteht darin, Menschen mit einer Krebsdiagnose auf ihre Eigenverantwortung aufmerksam zu machen, ihnen zu zeigen, was sie selbst tun können, wie sie ihr Immunsystem stärken und ihr Wohlbefinden steigern können. Ein Role Model zu sein, stellt allerdings eine ganz andere Herausforderung dar. Diese Rolle ist etwas, in das ich hineinwachsen und mich weiterentwickeln kann. Denn: Früher wurde ich rot und brachte kein Wort mehr heraus, wenn alle Augen auf mich gerichtet waren. In der Schule rutschte ich langsam und leise vom Stuhl oder musste dringend aufs Klo, wenn Referate vergeben wurden. Bei meinem ersten Live-Radio-Interview hatte ich sogar einen kompletten Blackout. Und heute stehe ich auf statt hinter der Bühne, inspiriere meine Mitmenschen und sprühe Funken der Hoffnung. Meine Heldinnenreise ist keine Ausnahme. Es gibt zahlreiche Menschen, die die Diagnose Krebs erlebt, durchlebt, überlebt haben und gestärkt aus ihr hervorgekommen sind.

Dir wünsche ich, dass du in dir ankommst und deinen Glauben an dich in dir spürst.

Auf Dich!

Auf uns!

Auf das Leben!

Glücklich sein und Lebenswillen in sich spüren, ist erlernbar. Wenn mir vor 27 Jahren jemand gesagt hätte, dass ich mal freiwillig auf einer Bühne stehen würde, hätte ich der Person einen Vogel gezeigt. Denn Möglichkeiten gab es schon früher genug für mich. Ich lernte lieber die harten Zahlen, Daten und Fakten aller Achterbahnen über Nacht auswendig, anstatt mich vor eine Schulklasse zu stellen und den Kids etwas über den Europa-Park zu erzählen. Der Weg von der fröhlichen Frau mit Organisationstalent hin zur selbstbewussten Bühnenpersönlichkeit, die Herzen berührt und Menschen in die Umsetzung bringt, ist kein leichter und so wachse ich auch heute noch täglich über mich hinaus, indem ich aus meiner Komfortzone hervorkomme.

Die Erfahrungen in meinem Leben, all die Höhen und Tiefen, haben mich hierher an diese Stelle gebracht. Das war nicht immer leicht. Jeder Schritt vorwärts ist ein Schritt auf meinem Heldinnenweg und ein Sieg über meine inneren Ängste. Und so wünsche ich auch dir den Triumph über deine Ängste. Aus der Tiefe meines Herzens wünsche ich dir kraftvolle Heldinnenschritte!

Wie fühlt es sich heute für dich an, wenn du diesen Satz für dich laut aussprichst?

Ich bin die Heldin MEINES Lebens!

Und noch einmal!

Ich bin die Heldin meines Lebens!

Ich bin eine strahlende, selbstbewusste Heldin!

Reflexion 12. Etappe der Heldinnenreise:
Die Rückkehr mit dem Elixier

Die zwölfte Etappe der Heldinnenreise markiert den Abschluss der langen und oft beschwerlichen Reise des Helden. Hier kehrt der Held nach Hause zurück, bereichert durch die Erfahrungen und Weisheiten, die er auf seiner Reise gesammelt hat. Das „Elixier" symbolisiert nicht nur ein physisches Objekt oder eine besondere Fähigkeit, sondern auch eine tiefere Erkenntnis, eine veränderte Perspektive oder ein neu gewonnenes Wissen.

Nach jeder neu durchlebten Krebserkrankung kehrte ich mit tiefgreifenden Einsichten über mich, meine Ziele, Wünsche, Gefühle und Bedürfnisse zurück in mein „normales" Leben. Eines sticht dabei immer wieder hervor, ob ich es am Anfang meiner Reise wahrhaben wollte oder nicht:

Nichts ist mehr wie vorher.

Über mehr als drei Jahrzehnte hatte ich meinen Kindheitstraum ein Leben in der Wildnis des südlichen Afrikas vor mir hergeschoben, bis ich mit dem Rücken an der Wand stand und mich fragte, was ich tun würde, wenn ich nur noch ein Jahr leben würde. Dass ich durch die Verwirklichung meines Kindheitstraums mich mit einem außergewöhnlichen Schatz auf die Heimreise mache, wer hätte das gedacht? Ich definitiv nicht.

Nach dem Leben meines Kindheitstraumes bin ich nun angekommen in meinem Leben.

Ich habe erkannt, dass es wichtig ist, die Erfahrungen und Lektionen, die ich im Laufe der Zeit gesammelt habe, zu nutzen, um meinen ureigenen Lebensweg zu gestalten. Ständiger Leistungsdruck wirkt kontraproduktiv auf meine eigenen Bedürfnisse. Das persönliche Wachstum wird durch das Überwinden einer Krise und die Annahme der eigenen Grenzen gefördert.

Während bei mir die Dankbarkeit für kleine Freuden im Alltag zugenommen hat, nehme ich auf dieser Etappe Ängste und Sorgen um die Zukunft nur noch in der Ferne wahr. Die Achterbahnfahrt meiner

Gefühle gleicht nun mehr einer Ausfahrt mit dem Paddelboot auf einem ruhigen See bei strahlend blauem Himmel, Sonnenschein und Windstille. Ich genieße es und lade meine Energiereserven auf, bereit für ein neues Abenteuer.

Dank meiner Wurzeln bin ich auch dann noch standhaft, wenn ein Sturm aufzieht. Ich kenne meine Werkzeuge und weiß, dass ich die Fähigkeit habe, mit Mut, Disziplin und Engagement die nächste Krise zu überwinden. Und wenn ich die nächste Herausforderung nicht überleben sollte, dann ist es, wie es ist. Dennoch habe ich vor, weiterhin zu spät zu meiner eigenen Beerdigung zu kommen und mit fliegenden Fahnen in den Sarg zu springen. Vielleicht schlafe ich auch sanft hinüber und wache in einer anderen Dimension auf. Wer weiß.

Mein Elixier teile ich mit dir:

Die Annahme des Unabwendbaren.

Durch das Annehmen des Unabwendbaren habe ich erlebt, dass der Schmerz und die Traurigkeit transformiert werden können.

Meine Empfehlung für dich: Nimm dir ein paar Minuten Zeit, besorge dir Zettel und Stift und dann beantworte in aller Ruhe die Fragen.

Welche bedeutenden Veränderungen hast du in dir selbst bemerkt, seit du deine Reise begonnen hast und in welcher Weise hat sich dein Blick auf dein „normales“ Leben gewandelt?

Die Rückkehr mit dem Elixier symbolisiert die Fähigkeit, sich von Rückschlägen, Stress oder schwierigen Lebenssituationen zu erholen und gestärkt daraus hervorzugehen. Sie symbolisiert den Mut, der durch die Bewältigung der Krankheit gewonnen werden kann. Diese Stärke kann genutzt werden, um zukünftige Herausforderungen zu meistern.

Das Teilen der eigenen Erfahrungen ist ein wesentlicher Aspekt der Rückkehr mit dem Elixier. Dies kann bedeuten, anderen Betroffenen Unterstützung zu bieten, die eigene Geschichte zu teilen oder sich in der Gemeinschaft zu engagieren, um anderen zu helfen. Bevor dies geschehen kann, wird jedoch erst einmal der Fokus auf das gelegt, was im eigenen Leben wirklich wichtig ist. Sich zu früh für das gemeinschaftliche Wohl zu engagieren, wirkt meines Erachtens auf den eigenen Heilungsweg kontraindikativ.

Erst du, dann die anderen!

Denn: An genau dieser Stelle beginnt dein neues Lebenskapitel. Du lässt die Erkrankung hinter dir und nimmst die gewonnenen Einsichten und Stärken mit in DEIN Leben.

Epilog: Deine Zukunft beginnt jetzt!

Am Ende deiner Heldinnenreise stehst du am Anfang deiner Zukunft. Sie beginnt hier und jetzt.

Während du die letzten Zeilen liest, erinnere dich an deine Aha-Momente. Welche Erkenntnisse nimmst du mit und wie bist du innerlich gewachsen?

Am Anfang waren Schock und Unsicherheit die bestimmenden Faktoren. Der Weg führte uns aus der Tiefe auf die Höhen und ließ uns erneut eintauchen in die Unwegsamkeiten des Lebens, um dann mit einem Schatz an der Seite im „Hier und Jetzt" die Zukunft zu gestalten.

Du hast ganzheitliche Heilmethoden kennengelernt und bist in meine Welt der Selbst–Heilung eingetreten. Jetzt ist es an dir, dass du das „Krebsland", wie Prof. Rita Fasel es bezeichnet, hinter dir lassen kannst. Denn: Dieses Buch ist eine Einladung, deinen Glauben an dich selbst zu definieren und zu entfalten.

Deine Zukunft beginnt jetzt, und sie wartet darauf, von dir mitgestaltet zu werden. Nutze deine Kompetenz und Selbstermächtigung für die kommenden Entscheidungen und Schritte auf deinem Weg heraus aus dem „Krebsland“.

Jeder Tag bietet dir die Gelegenheit, dass du strahlend und selbstbewusst durch dein Leben gehst. Dein Glaube an dich eröffnet dir neue Dimensionen und die Möglichkeit, die Herausforderungen zu meistern, die dir auf deinem Lebensweg begegnen. Denn der Weg durch das „Krebsland“ prägt unser persönliches Wachstum. Er führt uns tief in unsere innere Welt der Gefühle, Wünsche und Bedürfnisse.

Nur zu hoffen und zu wünschen, dass wir lebend und lebendig aus dem „Krebsland“ herauskommen, reicht selten aus. Die Umsetzung des Gelernten macht den Unterschied. Es ist nun an der Zeit, dass du aktiv Maßnahmen ergreifst und bewusste Entscheidungen triffst.

Vor allem die Integration von Ritualen in unseren Alltag ist ein entscheidender Schritt, sich an seiner eigenen Heilung zu beteiligen und ein erfülltes Leben mit oder ohne Brüste zu erleben.

Wenn du dieses Buch schließt, ist es wichtig, dass du all die wertvollen Lektionen für dich reflektierst und verinnerlichst. Mögen die Einsichten dich durch dein weiteres Leben begleiten und dir beim Lösen der Knoten hilfreich sein, indem sie deinen Glauben an dich stärken. Jedes Hindernis ist eine Chance und birgt wertvolle Erkenntnisse, wenn wir bereit sind, uns weiterzuentwickeln.

Egal, an welcher Stelle du auf deiner persönlichen Reise stehst: Du kennst die zwölf Etappen der Heldenreise. Nutze sie und feiere die Meilensteine, die du auf deinem Weg bereits erreicht hast. Erkenne die Fortschritte, die du gemacht hast, und erinnere dich daran, dass jeder Moment eine Chance für dein persönliches Wachstum ist.

Deine Zukunft beginnt jetzt.

Lebe sie!

Enthusiastisch-wilde Herzensgrüße

Kirsten Szibbat

Die Lebensenthusiastin

P. S.: Wie wäre es, wenn wir den ersten, dritten, fünften, zehnten oder zwanzigsten Hochzeitstag mit deiner Gesundheit und deiner Heldinnenreise miteinander feiern?

Mehr Infos findest du am Ende dieses Buches.

Dank

Danke, dass du mein Buch in deinen Händen hältst, für dein Interesse und deine Zeit! Du bist diejenige, die mich antreibt, dass ich meine Geschichten, Erfahrungen und Erkenntnisse niederschreibe. Jedes Wort, jede Zeile sind mit dem Gedanken entstanden, dass ich dich inspiriere, berühre und ein Stückchen auf deiner ureigenen Heldinnenreise begleite.

Ellen, dir danke ich besonders dafür, dass du dich sofort angefixt gefühlt hast und kurzentschlossen mein Buch-Projekt „Strahlend selbstbewusst ohne Brust" in euren Verlag aufgenommen hast. Du und Markus, ihr habt mein Projekt zu eurem gemacht und dieses kleine Wunder entstehen lassen. Euer Engagement hat dazu beigetragen, dass du, liebe Leserin, es in deinen Händen hältst. Ihr beide öffnet meinem Manuskript die Türen zu einer breiten Leserschaft. Ohne euren Glauben in das Potential meiner Geschichte wäre das Buch nicht das, was es heute ist. Danke, unendlich vielen Dank, dass euer Wissen in jeden Schritt dieses Prozesses einfließt und ihr mich auf meinem Weg begleitet.

Mein tiefster Dank gilt dem gesamten Verlagsteam, das es mit seiner Expertise und Hingabe ermöglicht, dass dieses Werk das Licht der

Welt erblickt. Ein Dank aus der Tiefe meines Herzens geht an meine Lektorin, Katrin Gönnewig, deren akribische Aufmerksamkeit für jedes Detail, ihr scharfsinniges und feinfühliges Feedback, ihre Fragestellung und gezieltes Herauskitzeln der Feinheiten sowie ihre präzise Überarbeitung den Inhalt dieses Buches zu dem gemacht hat, was er heute ist. Danke für die Begegnung und den Austausch auf Herzebene, die für mich ein besonderes Geschenk sind. Ebenso danke ich der Designerin, deren kreatives Talent und Sinn für Ästhetik das Buch in seiner visuellen Form erstrahlen lässt. Mein herzlichster Dank geht auch an das Korrektorat. Eure finale Gestaltung macht dieses Werk besonders rund. Dem Team „Sichtbarkeit" (PR, Marketing, Blogger und Podcaster) danke ich auf diesem Wege, dass ihr mein Buch zum Leuchten und die Botschaft meines Buches auf den Punkt bringt. Eure Fähigkeit, die Essenz der Geschichte zu erfassen und sie in die Welt hinauszutragen, ist von unschätzbarem Wert. Liebes Team, jede Einzelne von euch leistet mit ihrer Arbeit einen entscheidenden Beitrag, der über das hinausgeht, was Worte ausdrücken können. Eure Unterstützung und euer Glauben an dieses Projekt haben es ermöglicht, dass meine Vision Wirklichkeit wird. Danke, dass ihr Teil dieser Reise seid.

Aus der Tiefe meines Herzens danke ich all jenen Menschen, die die Entstehung dieses Buches ermöglichen und mich auf meinem Lebensweg begleiten. Eure Unterstützung hat nicht nur dieses Werk entstehen lassen, sondern mir auch den Mut gegeben, diese Geschichten meines Lebens zu teilen und noch mehr Menschen auf ihrer Reise durch die Wirren des Lebens zu unterstützen.

Und so bin ich unendlich dankbar für all die helfenden Hände, die emotionalen, psychischen, physischen und seelischen Unterstützungen, die mich auf meinem Heilungsweg begleiten. Diese herzlichen Unterstützungen meiner FreundInnen, Familie, KollegInnen, ÄrztInnen, TherapeutInnen, Coaches, MentorInnen, Bekannten und zahlreichen Begegnungen mit Personen, die mich vielleicht manchmal nur durch ein Wort oder eine Geste inspiriert haben, sind alle miteinander ein Teil meines Lebensmosaikes.

Ein besonderer Dank geht auch an die inspirierenden Menschen, die ich in der Wildnis des südlichen Afrikas treffen durfte. Eure Geschichten und eure Verbindung zur Natur haben mir neue Perspektiven eröffnet und mich tief berührt. Ihr habt mir unter anderem gezeigt, wie wichtig es ist, im Einklang mit sich selbst und im Rhythmus der Natur zu leben.

Ein ebenso besonderer Dank gilt denjenigen, die an meiner Seite stehen und mir helfen, meine Prioritäten zu ordnen und den Fokus auf das zu legen, was in meinem Leben wirklich wichtig ist. Eure Weisheit hat mir gezeigt, dass es entscheidend ist, zuerst meine eigene Heilung zu fördern, bevor ich in die Öffentlichkeit trete.

Ich bin zutiefst dankbar für die Inspiration und Liebe, die ich von euch allen erfahren habe und erlebe. Ihr gebt mir den Raum zu wachsen und zu heilen und habt mich ermutigt, mein Wissen und meine Erfahrungen mit anderen zu teilen. Eure Präsenz in meinem Leben hat einen bleibenden Eindruck hinterlassen und wird mich auf meinem weiteren Weg stets begleiten.

Danke, dass ihr an mich glaubt, danke, dass ihr mich lehrt, mich in Zeiten der Unsicherheit unterstützt und ich von euch lernen darf. Ohne den Austausch mit euch wäre dieses Buch nicht möglich gewesen. Ihr seid die HeldInnen, die im Hintergrund wirken, und euer Einfluss wird noch viele Herzen berühren und zahlreiche Leben inspirieren, da bin ich mir sicher. Ihr seid die leuchtenden Sonnenstrahlen, die den weiten Horizont meines Lebens erhellen, selbst wenn Wolken den Himmel verdecken. Ihr seid einzigartig wunderbar! Danke, dass ihr mit eurer Vielfalt mein Leben bereichert!

In Liebe und Dankbarkeit

Kirsten

Anmerkungen und Quellen

[1] Statista GmbH, Rainer Radtke, 19.1.2024 https://de.statista.com/statistik/daten/studie/1041524/umfrage/todesfaelle-aufgrund-von-krebs-in-deutschland-nach-alter-und-geschlecht/

Letzter Abruf am 2024 0815

[2] ResearchGate GmbH, July 2000 Psycho-Oncology 9(4):323-339 https://www.researchgate.net/go.ConfirmFulltextRequest.html?request=66bdfd4503ed90d51b045924

A prospective, longitudinal study of the relationship of psychological work to duration of survival in patients with metastatic cancer - Cunningham - 2000 - Psycho-Oncology

ResearchGate GmbH, September 2005 Advances in Mind-body Medicine 21(3-4):6-20

The relation of cancer-prone personality to exceptional recovery from cancer: A preliminary study | Request PDF (researchgate.net)

The relation of cancer-prone personality to exceptional recovery from cancer: a preliminary study - PubMed (nih.gov)

Letzter Abruf am 2024 0814

[3] Die Empfindsamkeit bei Intimität und Zärtlichkeit kehrte in die Haut um die Narben herum zurück.

[4] Siegel, Bernie, Mit der Seele heilen – Gesundheit durch inneren Dialog, ECON Verlag, Düsseldorf, 2. Auflage, 1995

[5] Simonton, O. Carl, Matthews Siomton, Stephanie, Creighton, James, Wieder gesund werden – Eine Anleitung zur Aktivierung der Selbstheilungskräfte für Krebspatienten und ihre Angehörigen, Rowohlt Verlag GmbH, Hamburg, 1997

[6] Dethlefsen, Thorwald, Dahlke, Ruediger, Krankheit als Weg – Deutung und Be-Deutung der Krankheitsbilder, c. Bertelsmann Verlag, München, 1989

[7] Die Deutsche Mark oder auch D-Mark genannt war von 1948 bis 2001 die offizielle Währung der Bundesrepublik Deutschland

[8] Der Pfennig war eine deutsche Währungseinheit, die seit dem 9. Jahrhundert bis zur Einführung des Euro als Bargeld 2002 Bestand hatte.

[9] C.G. Jung war ein Schweizer Psychiater und Psychoanalytiker, der die analytische Psychologie begründete und durch seine Theorien zu Archetypen und dem kollektiven Unbewussten die moderne Psychologie und Kultur nachhaltig prägte.

[10] Computertomographie

[11] Magnetresonanztomographie

[12] Siegel, Bernie, Mit der Seele heilen – Gesundheit durch innere Bilder, Econ Verlag Düsseldorf, 1995, 2. Auflage, Seite 37

[13] Dahlke, Ruediger, der Körper als Spiegel der Seele, Gräfe und Unzer Verlag, München, 2007

[14] S.o.

[15] Dahlke, Ruediger, Krankheit als Symbol – Ein Handbuch der Psychosomatik – Symptome, Be-Deutung, Einlösung, C. Bertelsmann, 2007

[16] Hay, Lousie, Heile deinen Körper – Seelische-geistige Gründe für körperliche Krankheit, Verlag Alf Lüchow, 1995

[17] Chirurgischer Begriff zur Entfernung einer oder beider Brüste

[18] Brustkrebs

[19] Begründer der anthroposophischen Geisteswissenschaft

[20] Annette Bopp ist eine deutsche Journalistin, die sich auf Medizin und Kultur spezialisiert hat. Sie wurde am 1. März 1952 in Stuttgart geboren. Nach ihrem Biologiestudium in Hamburg arbeitete sie in verschiedenen Positionen, bevor sie 1983 als Redakteurin im Bereich Medizin tätig wurde. Seit 1988 ist sie freiberuflich als Journalistin tätig und hat über 30 Sachbücher veröffentlicht. Sie war Chefredakteurin der Zeitschrift "medizin individuell" und ist seit 2014 Chefredakteurin des Magazins des Bürger- und Patientenvereins "Gesundheit aktiv". Bopp hat mehrere Auszeichnungen erhalten und lebt in Hamburg.

[21] Bopp, Annette, Die Mistel – Heilpflanze in der Krebstherapie, rüffer & rup Sachbuchverlag, Zürich, 2006

[22] Eine Lumpektomie ist ein chirurgischer Eingriff zur Entfernung eines Tumors oder abnormen Gewebes aus der Brust, wobei die Brust selbst erhalten bleibt.

[23] In Kapitel 6 gehe ich auf die anthroposophischen Therapien näher ein.

[24] Die Rosa Schleife ist ein internationales Symbol. Durch sie wird die Solidarität mit Frauen mit einer Brustkrebserkrankung zum Ausdruck gebracht. Für mich ist die pinke Amazone eine symbolische Figur, die für Stärke und ihren unerschütterlichen Mut im Kampf gegen den Brustkrebs steht. In der griechischen Mythologie sind die Amazonen ein Volk von kämpferischen Frauen, sie symbolisieren Stärke und Unabhängigkeit. Für mich geht die pinke Amazone gestärkt aus der Krise Krebs hervor – egal, ob mit oder ohne Brust. Der Name „Amazone" wird oft mit „a-mazos" (brustlos) in Verbindung gebracht.

[25] https://de.wikipedia.org/wiki/Amazonen - letzter Abruf 25.08.2024

[26] https://www.usgs.gov/special-topics/water-science-school/science/water-you-water-and-human-body - letzter Abruf 25.08.2024

[27] Li-Fraumeni-Syndrom ist eine seltene genetische Störung, die durch Mutationen im TP53-Gen verursacht wird. Dieses Gen spielt eine entscheidende Rolle bei der Kontrolle des Zellwachstums und der Verhinderung von Tumorbildung. Menschen mit dieser Mutation haben ein erhöhtes Risiko, verschiedene Krebsarten zu entwickeln. Die Mutation beeinträchtigt die Fähigkeit des TP53-Gens, als Tumorsuppressor zu fungieren, was zu einer unkontrollierten Zellteilung führen kann.

[28] Ph.D.Lipton, Bruce H. „Intelligente Zellen – Wie Erfahrungen unsere Gene steuern" KOHA-Verlag GmbH, Brugrain, 8. Auflage 2009, S.74

[29] Epigenetik ist ein faszinierendes Feld der Biologie, das untersucht, wie Umweltfaktoren und Lebensstil die Genaktivität beeinflussen, ohne die DNA-Sequenz selbst zu verändern.

[30] https://medsektion-goetheanum.org/

[31] https://www.walaarzneimittel.de/de/ratgeber-gesundheit/anthroposophische-medizin.html

[32] https://iscador.com/

https://www.mistel-therapie.de/informationen-fuer-patientinnen/praeparate

[33] https://www.weleda.ch/magazin/gesundheit/calendula-in-der-pflanzenverarbeitung

Letzte Aufrufe 15.08.2024

[34] https://damid.de/verstehen/therapien/kunsttherapie.html

[35] https://www.anthroposophie.ch/de/medizin/themen/artikel/anthroposophische-medizin/heileurythmie.html

[36] Arlesheim-Flyer%20delegierte%20Psychotherapie%20 Biografiearbeit%20(4).pdf

[37] Prof. Fasel, Rita, Dahlke, Ruediger, Die Spuren der Seele – was Hand und Fuß über uns verraten, Gräfe und UnzerVerlag, München, 2010

[38] OP Abkürzung für Operation

[39] Probenentnahme

[40] Morbus Paget der Mamille ist eine seltene Form von Brustkrebs, die sich in den Milchdrüsen unter der Brustwarze entwickelt und sich zuerst durch ekzemähnliche Veränderungen an der Haut der Brustwarze und des Warzenhofs zeigt. Es handelt sich um ein primär intraduktales Adenokarzinom.

[41] Das Höhere Selbst ist ein spirituelles Konzept, das das wahre Ich oder das höhere Bewusstsein einer Person beschreibt. Es wird oft als der Teil von uns angesehen, der mit den spirituellen Ebenen verbunden ist, ewig und unendlich weise ist und über das physische Dasein hinausgeht. Das Höhere Selbst repräsentiert das tiefere Verständnis und die wahre Natur einer Person, im Gegensatz zum alltäglichen oder niederen Selbst. Es wird oft als Quelle von innerer Weisheit und Führung betrachtet.

[42] Dormicum hat eine beruhigende, angstlösende und amnesische Wirkung. Es wird oft vor medizinischen Eingriffen verwendet, um Patientinnen zu beruhigen und ihnen zu helfen, sich zu entspannen.

[43] Dr. Rosival, Vera,

Buchempfehlungen: Dr. Rosival, Vera, „Die homöopathische Hausapotheke in Bildern“, Verlag: Dr. Vera Rosival, München, 1999 sowie die zahlreichen Bücher der Homöopathen und Autoren Roy, Ravi und Lage-Roy, Carola

[44] Millman, Dan, Der Pfad des friedvollen Kriegers, Ansata Verlag, München, 2001

[45] Die Übung „Mein Seelengarten“ habe ich habe ich durch eine erfahrene Ärztin kennengelernt. Es ist eine kraftvolle Übung, die mich mit meinem inneren Selbst in Verbindung bringt und gleichzeitig die kreative Energie freisetzt, die zur Heilung und Selbstfindung beiträgt.

[46] Karate Kid” ist eine packende Geschichte, und kam 1984 in Deutschland in die Kinos, über persönliches Wachstum und Transformation, in der ein

Junge namens Daniel weit mehr als nur Kampfsport erlernt. Unter der Anleitung von Mr. Miyagi entdeckt Daniel die Bedeutung von Ausdauer, Respekt und innerer Stärke. Durch intensives Training und wertvolle Lebenslektionen gewinnt er Selbstvertrauen und Widerstandskraft, und zeigt, dass echte Meisterschaft aus Hingabe und dem Mut entsteht, Herausforderungen mit Würde und Respekt gegenüber anderen zu begegnen.

[47] Siehe Kapitel 6

[48] Siehe Kapitel 6

[49] Die "saugende rhythmische Griffqualität" in der Rhythmischen Massage der anthroposophischen Medizin bezieht sich auf eine spezielle Technik, bei der die Massagegriffe so ausgeführt werden, dass sie eine leicht saugende Wirkung haben. Diese Technik soll von der Tiefe zur Peripherie wirken und dabei pulsierend und belebend sein. Sie fördert die Durchblutung und unterstützt die Selbstheilungskräfte des Körpers, indem sie rhythmische Impulse setzt, die den gesamten Organismus harmonisieren und vitalisieren.

https://www.anthroposophie.ch/de/medizin/themen/artikel/anthroposophische-medizin/rhythmische-massage-therapie.html

https://www.atka.ch/angebote/2

https://www.oda-kt.ch/fileadmin/user_upload/pdf/D/METID/200811_METID_Rhythmische_Massage_Therapie.pdf

[50] Mehr dazu in meinem Buch „Off-Road durch das Leben mit Krebs".

[51] Der "donnernde Rauch" bezieht sich auf die Victoriafälle, die sich am Sambesi-Fluss an der Grenze zwischen Sambia und Simbabwe befinden. Der Name "Mosi-oa-Tunya", was in der lokalen Sprache "donnernder Rauch" bedeutet, beschreibt den beeindruckenden Anblick und das Geräusch der Wasserfälle. Das Wasser stürzt über 100 Meter in die Tiefe und erzeugt dabei einen dichten Sprühnebel, der wie Rauch aussieht und aus großer Entfernung sichtbar und hörbar ist.

[52] Auf einer Safari bezieht sich “early morning breakfast” oft auf ein Frühstück, das sehr früh am Morgen serviert wird, meist vor oder während einer morgendlichen Safari-Tour. Diese frühen Touren sind beliebt, weil viele Tiere zu dieser Tageszeit am aktivsten sind, bevor die Hitze des Tages einsetzt. Das Frühstück kann entweder im Camp oder als Picknick in der Wildnis stattfinden, um den Gästen die Möglichkeit zu geben, die Tierwelt in den kühlen Morgenstunden zu beobachten. Es ist ein besonderes Erlebnis, das oft Teil des Safari-Abenteuers ist.

[53] Sybilla ist hellsichtig und wurde mir von der Kollegin meines Arztes empfohlen. Schon bei unserer ersten Begegnung spürte ich wie sich mein Körper unter ihren Händen entspannt und sich mentale Knoten lösen.

DIE INTERNETSEITE ZUM BUCH

Bonusmaterial,
Online-Content und ergänzende Angebote

gibt es über diesen QR-Code

oder auf meiner Webseite hier unter:

https://www.kirstenszibbat.com/strahlend-selbstbewusst-bonus

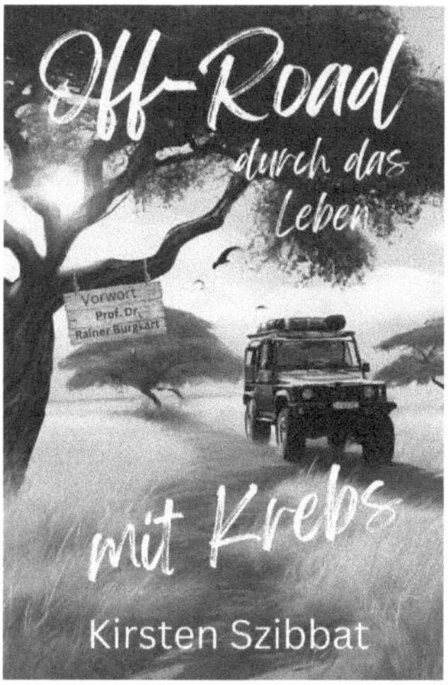

Kirsten Szibbat

Off-Road durch das Leben mit Krebs

€ 16,90

ISBN 978-3-759870-03-2

Courage und Lebenswille

4-mal Krebs erlebt, durchlebt, überlebt. Du fragst Dich, wie es möglich ist, wie manche Menschen es schaffen, gestärkt aus der Krise Krebs hervorzugehen und andere daran zerbrechen?

Kirsten nimmt Dich mit auf eine spannende Reise durch ihr bemerkenswertes Leben. Entdecke, wie es ihr gelungen ist, dass sie trotz vier Krebserkrankungen selbstbewusst und lebensbejahend ihren ureigenen Weg geht.

Beim Allradfahren in der Wildnis des südlichen Afrikas hat sie eine ungewöhnliche Erkenntnis. Daher ist „Off-Road durch das Leben mit Krebs“ mehr als nur ein Buch. Es dient als Kompass für jeden, der nach Inspiration sucht, für jede Person, die mit Herausforderungen konfrontiert wird, und für alle, die für ihre eigene Gesundheit die Extra-Meile gehen wollen.

Die Lebensenthusiastin lädt Dich ein, mit ihr Wege zu erkunden, die selten genutzt werden, und zeigt Dir, wie Du Deinen ganz persönlichen Pfad durch die Unwägbarkeiten der Krebsdiagnose finden kannst. Sie teilt praxiserprobte Strategien und Erfolgsprinzipien, die Dir helfen können, dass Du Dein Immunsystem stärkst, Dein Wohlbefinden steigerst und Dich aktiv an Deiner Genesung beteiligst.

WEITERE BÜCHER UND PRODUKTE AUS DEM ELMAR-VERLAG:

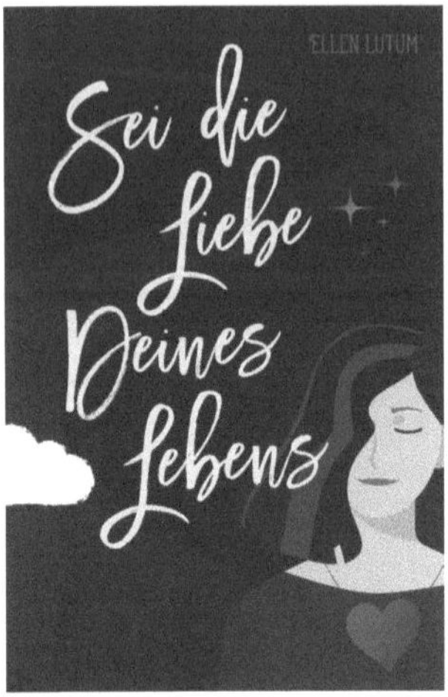

Ellen Lutum
Sei die Liebe deines Lebens
Schritt für Schritt zu dir

€ 14,95
ISBN 978-3-9825811-1-8

Lass dich von dem Glücksgefühl des Verliebtseins verzaubern. Verliebe dich neu – in dich. Sei du die Liebe deines Lebens und finde in dir den Schlüssel zu deinem Glück.

Du trägst alles, was du brauchst, um GLÜCKLICH zu sein, in DIR.

Mit diesem Buch führt dich Ellen Lutum Schritt für Schritt wieder zu dir selbst. Es ist ein Ratgeber, der sich aber liest wie ein Roman.

Mit Übungen und Anregungen sowie Downloads, die dir helfen:

- wieder zu dir selbst zu finden
- Dinge gelassener zu sehen
- mit schwierigen Situationen besser umgehen zu können und
- wieder oder noch glücklicher durchs Leben gehen zu können.

Mehr Infos zum Buch:

FSC
www.fsc.org
MIX
Papier | Fördert
gute Waldnutzung
FSC® C083411

Kolibri 360 GmbH
Ferdinand-Jühlke-Straße 7
99095 Erfurt, Deutschland
produktsicherheit@kolibri360.de